原汁原味中医养生系列

名老中医李乾构亲授

食疗秘方

食·物·卷

北京中医医院老院长

全国著名脾胃病专家

北京卫视养生堂特邀专家

李乾构◇编著

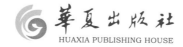

华夏出版社

HUAXIA PUBLISHING HOUSE

前言

"药补不如食补。"如今，人们越来越关注健康和养生，越来越崇尚用食疗法来代替药物疗法。但是，养生保健是一门科学，不能一蹴而就，也不能靠一种灵丹妙药或者"一招鲜"就能包治百病。简单地说，合理膳食、适当休息、适量运动、良好的心态是保持健康的四大支柱。从中医的角度来说，天生万物以养人，食物也各有其功效，根据个人的体质状况适量摄入适宜的食物，确实能起到保健甚至防病治病的效果。那么，我们经常吃的食物都可以治什么病？不同的食物有什么样的保健养生功效？不同体质的人可以用同样的食物来养生吗？由全国著名的脾胃专家、北京中医医院老院长、北京卫视养生堂特邀专家李乾构编著的这本食疗秘方能给您带来福音。

2002 年 2 月 28 日卫生部发布了《关于进一步规范保健食品原料管理的通知》。通知说，为进一步规范保健食品原料管理，根据《中华人民共和国食品卫生法》，现印发《既是食品又是药品的物品名单》、《可用于保健食品的名单》和《保健食品禁用物品名单》。其中，《既是食品又是药品的物品名单》列物品 87 种，《可用于保健食品的名单》列物品 114 种。本书作者根据中医药学"药食同源"的理论，从此二名单中选取物品，并加水果干果粮食蔬菜等食物，按人们的常用习惯分成药物卷和食物卷。作者以营养学和中医药学的丰富知识和多年临床经验及生活经验，对每种物品均列营养成分、性味功效、美味食单、用法用量、药膳偏方、专家提醒等条目，详说功效，细列菜谱，条分缕析，实用简便，供广大喜爱营养学及中医药养生保健的读者参考使用。

本书集养生、保健、食疗于一体，内容全面，科学权威，贴近生活，可以帮助读者更好地了解食物，认识食物中营养和健康的关系，从而保持身体健康，预防和治疗各种疾病。

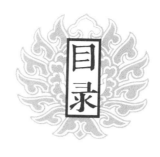

目录

海产类 ·········· 167

菌　类 ·········· 179

调味品类及其他 ·········· 189

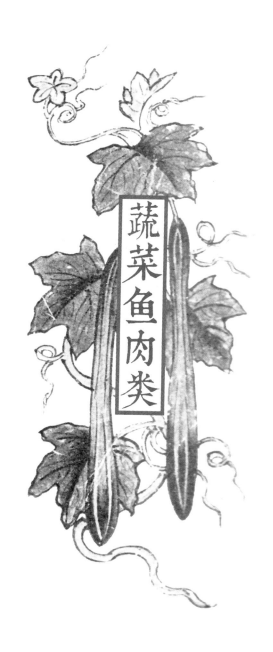

蔬菜鱼肉类

韭 菜

——温中助阳

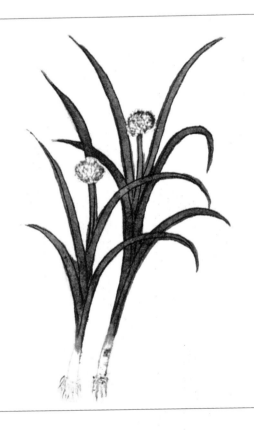

主要成分： 蛋白质、脂肪、糖类、钙、磷、铁、维生素、胡萝卜素、苷类、纤维素、硫化物、挥发油等。

性味归经： 味甘、辛，性温。入胃、大肠经。

功效主治： 补肾助阳，温中开胃，通络散瘀。主治跌打损伤、噎膈、反胃、肠炎、吐血、鼻衄、胸痛、阳痿、早泄、遗精、多尿等症。

用法用量： 内服：30～60克，捣汁饮。炒菜、作馅、煮汤：可用至250克。

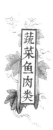

[美味食单]

韭菜炒肉丝：韭菜 250 克，猪肉 100 克，花生油 250 克（实耗约 50 克），香油 10 克，酱油 15 克，料酒 10 克，盐 2 克，味精 1.5 克，姜末 5 克，甜面酱 10 克，湿淀粉 10 克。制法：①将韭菜去掉老叶和根部老皮，择洗干净，切成长 3 厘米的段；猪肉洗净，先切成厚 0.2 厘米的薄片，再切成长 5 厘米的细丝，装入碗内，加入湿淀粉抓拌均匀上浆。②锅架火上，放花生油烧至五六成热后，先下入浆好的肉丝，用铁筷子滑开，滑炸 1 分钟左右达七八成熟时，捞入漏勺内；原锅留适量油，烧至七八成热，下入姜末爆出香味后放入甜面酱，炒匀炒透，炒出香味，放入韭菜炒几下，随后放回滑好的肉丝，烹入料酒、酱油、盐、味精，翻炒均匀，淋入香油即可。这道菜具有补气开胃的作用，适用于体乏无力、食欲不振等症。

炒韭菜鸡蛋：韭菜 250 克，鸡蛋 2 个，花生油 60 克，盐 3 克，味精 1.5 克，香油 5 克。制法：①将韭菜去掉老叶和菜根老皮，洗净，切成长 3 厘米的段；鸡蛋磕入碗内，搅打成蛋液，放少许盐拌匀。②锅架火上，放部分花生油烧至七八成热，把鸡蛋液倒入，快速翻炒，边炒边用铲把快凝结的蛋液铲开，炒成须状后，盛出；原锅放余下的油，回到火上烧至八成热，放韭菜和余下的盐，煸炒片刻，见韭菜转为翠绿油亮时放入鸡蛋、味精和少许鲜汤，待汁烧开，颠翻均匀，淋入香油即可（或将韭菜切成碎末，放入鸡蛋液中搅匀，投入热油锅中炒熟）。特点：菜嫩蛋香，清鲜爽口。本品具有补中通络的作用，适用于跌打损伤、胸痛及身痛等症。

[药用验方]

韭汁牛乳汤（《丹溪心法》）：韭菜 250 克，生姜 30 克，切断或捣碎，纱布包，绞取汁液，兑入牛乳 250 克，加热煮沸，温服。可用于脾胃虚寒、呕吐食少或噎膈反胃、胸痹作痛及胃有瘀血痰浊者。

鲜韭汁（《食疗本草》）：韭菜 500 克，捣碎，绞取汁液，每次服 50 ~ 100 毫升，每日 3 次。可加适量红糖调味。主治胸痹作痛，亦可用于噎膈、胃脘作痛者。

韭汁地黄丸（《方脉正宗》）：韭菜 500 克，绞取汁液，用干地黄 250 克，浸于韭菜汁中，日晒或以小火煮至汁干后，将地黄捣烂为丸，每丸约 3 克。早晚各服 2 丸，温开水送服。主治吐血、咳血、衄血、尿血及血淋等。

·专·家·提·醒·

阴虚火旺者，胃虚内热、消化不良者，患疮疹、目疾者不宜食用。

苦 瓜
——泻火除烦

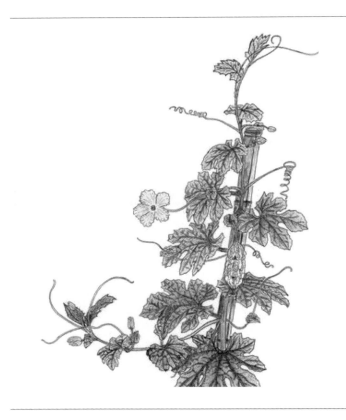

主要成分： 蛋白质、脂肪、糖类、钙、磷、铁、无机盐、维生素、胡萝卜素、粗纤维、苦瓜素等。

性味归经： 味苦，性寒。入心、脾、胃、肝、肺经。

功效主治： 生者清暑泻火，涤热除烦；熟者养血滋肝，润脾补肾。主治暑热烦渴、肝热目赤、心火亢盛、心烦等症。

用法用量： 凉拌、炒食或煎汤、绞汁服。鲜苦瓜每次用100～500克，干品每次用20～50克。

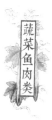

〔成分功效〕

苦瓜含维生素 B 族的含量居瓜类之首，维生素 C 的含量也高。苦瓜种子含苦瓜素、脂肪酸、蛋白质等。苦瓜中的苦味物质是生物碱类中的奎宁，有促进食欲、利尿活血、消炎退热、解劳乏、清心明目的功效。苦瓜所含总皂苷成分有降血糖作用，对糖尿病患者有益。苦瓜还含有一种具有生物活性的蛋白脂类，可提高人体免疫力，具有抗癌作用。

〔美味食单〕

凉拌苦瓜：将苦瓜洗净剖开去核，以凉盐开水泡洗后切成细丝，加入适量的酱油、醋、麻油、白糖、蒜末、葱末、味精拌匀即成。这道菜吃起来清脆可口，五味俱全，并且具有清热泻火的作用。适用于暑夏容易上火者。

〔药用验方〕

苦瓜汁（《福建中草药》）：鲜苦瓜 1 个，去瓤，切碎，捣烂绞汁。每次半杯，沸水冲服。具有清利湿热的作用，适用于湿热腹泻或痢疾之轻证者。

苦瓜散（《滇南本草》）：苦瓜 1 个，去瓤，晒干，焙干研末。每次 5 克，灯草煎汤送服。具有清肝泻火的功效。主治肝经有热、目赤眼痛等症。

〔传说趣事〕

君子菜：苦瓜的名字不讨人喜欢，于是人们挖空心思给它另起名字。苦瓜有"君子菜"的美名，因为苦瓜从不把苦味"传染"给其他菜。用苦瓜来煮鱼、焖肉，鱼和肉是不沾苦味的。

专·家·提·醒

脾胃虚寒腹泻者忌食苦瓜。

西红柿

——清热凉血

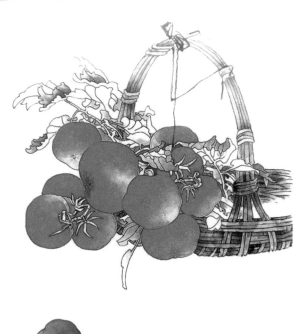

主要成分：维生素、矿物质、碳水化合物、有机酸及少量的蛋白质。

性味归经：味甘、酸，性微寒。入胃、心经。

功效主治：具有清热解毒，生津止渴，健胃消食，利水通便，凉血平肝的功效。主治口干舌燥、牙龈出血、口疮、口苦、高血压、糖尿病、肾病、眼底出血等症。

用法用量：生食、绞汁或煎汤食，每次用 100 ～ 250 克。

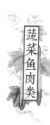

〔成分功效〕

西红柿所含的糖以葡萄糖和果糖为主，淀粉及蔗糖的含量很少，因此糖尿病人可像吃叶茎蔬菜一样进食。西红柿的尼克酸含量是蔬菜水果中的冠军。西红柿还含有丰富的维生素 C。每 500 克西红柿含维生素 C 达 52 毫克，相当于 1250 克苹果、1500 克香蕉或 2200 克梨的含量。

美国学者发现，西红柿的纤维可与胆固醇产生络合物并通过消化系统排出体外，从而阻止动脉粥样硬化，防止冠心病发生。西红柿汁具有兴奋平滑肌的作用，可使血压下降。西红柿素是预防前列腺癌的有效成分，经常食用以西红柿为主要辅料制作食品的男性，发生前列腺癌的危险明显低于少食者。

〔美味食单〕

清凉西红柿汁：将西红柿用水烫后剥皮去子，捣烂，调入白糖存入冰箱，饮用时兑入冰水，即成清凉酸甜的饮料。

西红柿甘蔗汁：西红柿 250 克，洗净捣烂挤汁，甘蔗 250 克，洗净绞汁，两种汁混合代茶饮。具有清热生津的作用，适用于高温暑热、口干舌燥等症。

西红柿炖牛肉：西红柿 250 克洗净切块，牛肉 100 克切成薄片，用少许油、盐、糖调味同煮熟，吃肉喝汤。具有平肝益血、健脾消食、养肝补脾的作用。适用于高血压、慢性肝炎等症。

白糖西红柿：西红柿 200 克，用沸水浸烫后，撕去外皮，捣烂或切成薄片，加适量白糖，拌匀服食。具有清热生津的作用。适用于热病或胃热伤阴、烦渴口干等症。

〔药用验方〕

西红柿开胃汤：西红柿 60 克切碎，山楂 15 克，陈皮 10 克，鸡内金 10 克，水煎服。具有健脾开胃的功效。主治食欲不振、食后饱胀等症。

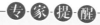

专·家·提·醒

　脾胃虚寒者不宜多食。

丝 瓜

——清热利尿

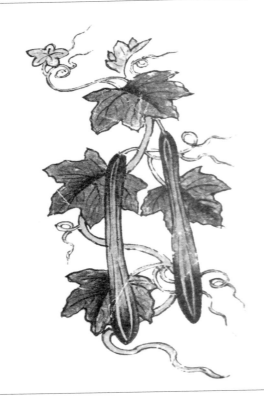

主要成分：皂素、瓜氨酸、木聚糖、纤维素、蛋白质、脂肪、糖、钙、磷、铁、胡萝卜素等。

性味归经：味甘，性凉，入肝、胃、大肠经。

功效主治：清热化痰，凉血解毒。主治热病身热烦渴、痰热咳嗽、咽喉肿痛、肠风痔漏、崩带、血淋、乳汁不通等症。

用法用量：鲜品用 100～250 克，绞汁、煎汤或煮食。或烧存性为散，每次服 3～9 克。

〔成分功效〕

丝瓜具有疏通经络，凉血活血，化痰止咳，清热解毒，凉血的功效。丝瓜能清热利肠，有利于代谢过程所产生的毒素的排泄，故能使肌肤免受热毒入侵，对防止皮肤老化、粗糙和抗皱消炎，以及防治痤疮、黑色素沉着等有疗效。丝瓜藤叶所含的皂苷具有抗癌作用，可抑制肺癌组织细胞的生长，并可抑制肺炎双球菌的生长，对甲、乙型链球菌也有抑制作用。把丝瓜叶捣烂绞汁，一日数次涂于患部，对荨麻疹、痱子、痛疖、无名肿毒等均有效。用丝瓜皮熬水代茶饮，有助于消暑、降压、退热，尤宜于高血压及发烧病人饮用。丝瓜花清热解毒，可治肺热咳嗽、咽痛等症。丝瓜络性味甘平，功能通经活络，利水消肿，清热化痰，现代多用于乳腺炎、乳汁不通、气管炎、肺炎、风湿性关节炎等。

〔美味食单〕

丝瓜汤：丝瓜 500 克，切厚片，略炒后，加水煮熟，再加入适量的盐、食油，作汤菜佐餐吃。具有清热凉血的作用。适用于血热便秘、痔疮出血或大便干结不利者。

〔药用验方〕

丝瓜散（《本草纲目》引《简单便方》）：丝瓜连子烧存性，研末，每次用黄酒送服 3～6 克，被覆取汗。具有补中通乳的功效，主治乳汁不通等症。

丝瓜清肺汤：丝瓜 30 克，丝瓜花 30 克，杏仁 10 克，甘草 5 克，水煎二次，取300 毫升。去渣热饮，分 3 次服。具有清肺平喘的功效。主治肺热型支气管炎、咳吐黄痰、喘息胸痛、口干咽燥等症。

———— 专·家·提·醒 ————

1. 丝瓜性偏寒滑，多食易引起滑肠泄泻。
2. 脾胃虚寒、腹泻者不宜食丝瓜。

南 瓜

——降糖减肥

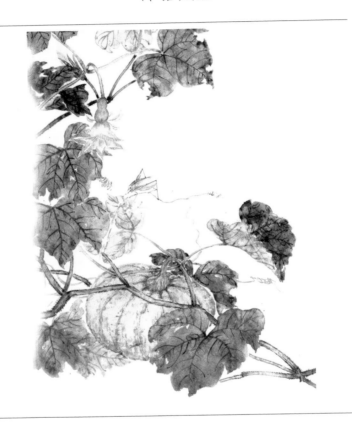

主要成分：糖类、脂肪、蛋白质、瓜氨酸、精氨酸、天门冬素、胡萝卜素、维生素（A、B、C）、果胶等。其种子含脂肪、蛋白质、脲酶、维生素（A、B、C）等成分。

性味归经：性温，味甘，入肺、脾、胃经。

功效主治：补中益气，化痰排脓，消炎止痛，解毒杀虫。主治咳嗽哮喘、肺痈、便秘、蛔虫病等症。

用法用量：蒸、煮、炒食或生食，每次用 100 ~ 500 克。

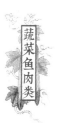

[成分功效]

南瓜内含果胶，果胶可保护胃肠消化道黏膜，对消化道溃疡有一定疗效。果胶还可与人体中多余的胆固醇粘结在一起，降低胆固醇的含量，能防止动脉硬化，防治高血压，缓解大便秘结。南瓜可促进人体胰岛素的分泌，对糖尿病有较好的疗效。果胶和淀粉类食物同服时，能提高胃内容物的黏度，调节胃内食物的吸收速率，推迟胃内食物的排空。果胶在肠道内充分吸收后，又会形成一种凝胶状物体，使消化酶与营养物质的分子不能均匀混合，从而延缓了肠道对营养物质的消化和吸收，因此控制了餐后血糖。

南瓜含有能分解亚硝胺的酶，能完全消除亚硝胺的致突变作用。最近美国学者发现南瓜子可治疗初期前列腺肥大，且有预防前列腺癌的作用。南瓜子还具有很好的杀灭血吸虫幼虫的作用，对蛲虫病、钩虫病等也均有明显的疗效。

[美味食单]

南瓜粥： 南瓜100克去皮切块，粳米60克。加水煮粥，调入1匙红糖食用。具有通利小便的作用，适用于肾炎水肿等症。

南瓜炖牛肉： 南瓜500克去皮切块，瘦牛肉250克洗净切块，生姜30克。将牛肉、生姜加水1500毫升，清炖至八成熟后加入南瓜同炖，至熟烂加适量食盐、味精调味，分顿连续食用。具有化痰排脓的功效。主治肺痈咳吐脓痰等症。

[药用验方]

南瓜子驱虫汤： 南瓜子120克捣烂，干槟榔片60克，硫酸镁25克。早晨空腹先将南瓜子吃下，2小时后再服槟榔液（槟榔加水400毫升，煎成100～150毫升），30分钟后服硫酸镁25克即可排出绦虫。具有驱虫排毒的功效，主治绦虫、蛔虫等肠道寄生虫病。

专·家·提·醒

1. 脾胃湿热、胸脘胀闷者不宜食用。
2. 不宜久存。因久存的南瓜易引起中毒。

芹 菜

——清肝降压

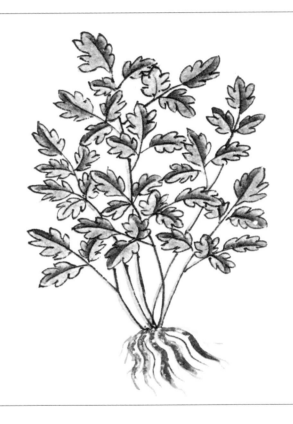

主要成分： 芹菜油、蛋白质、碳水化合物、脂肪、糖类、
维生素、胡萝卜素、钙、磷、铁等。

性味归经： 味辛、甘，性凉。入胃、肝经。

功效主治： 清热利尿，凉血止血，平肝健胃。主治热病或
饮酒过度、烦热口渴、高血压、胃热呕逆、饮
食减少、热淋尿浊、小便不利等症。

用法用量： 绞汁、凉拌、煎汤、炒菜等。每次用 30~250 克。

[成分功效]

芹菜含有大量的无机盐，特别是钙、磷、铁的成分较高，居新鲜蔬菜之冠。常吃芹菜对高血压、动脉硬化、神经衰弱、小儿软骨病等有辅助治疗作用。此外，芹菜含食物纤维丰富，可使致死性心脏病的危险性减少25%，能改善糖尿病患者细胞的糖代谢，增加胰岛素受体对胰岛素的敏感性，使血糖下降，从而可减少糖尿病患者胰岛素的用量。芹菜还含有芫荽苷、甘露醇、尼克酸和环己六醇，经常食用对孕妇、乳母及缺乏铁质、贫血、肝脏病人有恢复体质的功用。

[美味食单]

芹菜炒香干：芹菜250克，香干100克，花生油50克，酱油10克，盐3克，味精1克，葱末8克，姜末3克，香油10克。制法：①将芹菜去掉根、叶和筋，洗净，切成长3.5厘米的段，投入沸水锅中焯烫断生，捞出投凉，控净水；香干洗净，切成小块。②锅架火上，放花生油烧至七八成热，下入葱末、姜末炝锅出香味后，先放香干块，再放芹菜段，煸炒片刻，炒至芹菜转为翠绿，加入酱油、盐、味精炒匀，淋入香油即可。特点：芹菜嫩脆，香干柔软，鲜咸适口。具有健脾养胃的作用，适用于食欲不振、脘腹胀满等症。

芹菜拌海米：芹菜250克，海米15克，香油15克，盐2克，味精1克。制法：①将芹菜去掉根、叶、筋，洗净，切成长3厘米的段，投入开水锅中焯烫断生，捞出，用凉开水过凉，控净水；海米放入碗内，加入温水泡发，大的切小。②把焯好的芹菜段均匀地码放在盘内，再把发好的海米撒在芹菜上面，浇入香油、盐、味精，吃时拌匀即可。本品清香酥脆，鲜咸爽口，具有清热凉血的作用，适用于热淋尿浊、小便不利等症。

[药用验方]

芹菜粥：芹菜连根120克洗净切碎，粳米100克，加水适量，同煮为粥。具有清肝利尿的作用。适用于治疗高血压、头晕、头胀、头痛等病症。

芹菜车前汤（《滇南本草》）：芹菜15克，大麦芽15克，车前子10克，加水煎汤服。具有清热利尿的功效，可治"小儿发热，月余不除"。

芹菜酸枣仁汤：芹菜60克，芹菜根60克，酸枣仁15克。水煎服。具有宁心安神的功效，主治糖尿病和高血压病患者失眠多梦等症。

─·专·家·提·醒·─

1. 芹菜含有挥发性的芹菜油，烹饪时不宜久煎、久炒。
2. 芹菜性凉，有脾胃虚寒、中气虚弱者不宜食用。

花椰菜

——健脾益胃

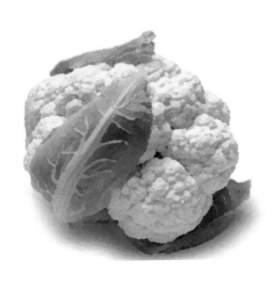

主要成分：维生素 A、维生素 B、维生素 C、糖类、蛋白质、
脂肪，以及钙、磷、铁等。

性味归经：味甘性平，入脾、胃经。

功效主治：健脾益胃，缓急止痛。主治食欲不振、脘腹胀痛、
大便干燥、疲倦乏力等症。

用法用量：水煎或捣汁服，用量 30~60 克；做菜用量
250~500 克。

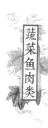

〔 成分功效 〕

菜花营养丰富，菜花的纤维素还有利于防止发生胆结石、糖尿病、肥胖病及便秘。多吃菜花对防治坏血病、贫血、牙科口腔病、外科骨折病均有好处。菜花防癌又养生。

〔 美味食单 〕

茄汁拌菜花：菜花 250 克，西红柿酱 25 克，白糖 30 克，盐 2 克。制法：①用手将菜花掰成小朵，清水洗净，投入开水锅中焯烫断生，捞入凉开水盆中浸凉后，控去水，放入盘内，撒盐拌匀入味。②取碗一个，放入西红柿酱、白糖和少许凉开水调匀成汁，浇在菜花上，拌匀即成。特点：色泽粉红，酸甜适度。这道菜具有开胃消食的作用。适用于食欲不振、消化不良等症。

腐乳菜花：菜花 500 克，红腐乳（酱豆腐）30 克，花生油 25 克，盐 3 克，味精 1.5 克，香油 10 克，料酒 5 克。制法：①将菜花掰成小朵，清水洗净，投入沸水锅中焯烫断生，捞入盘内，撒盐拌匀，腌渍入味；红腐乳放入碗内，研碎研细，加料酒拌匀成汁。②锅架火上，放入花生油烧至八成热后，离火晾凉，放入红腐乳汁、味精，拌匀成为味汁。③把腌渍入味的菜花滗去盐水，花朵朝上，码入盘内，摆成花形，浇上红腐乳味汁，淋上香油即成。特点：白中泛红，菜形美观，鲜嫩清香，别有风味。本菜肴具有健脾宽中的作用。适用于食少不香、餐后饱胀等症。

〔 药用验方 〕

香砂菜花汤：菜花 60 克，沸水焯烫后捣烂绞汁；生山楂 15 克，广木香 10 克，砂仁 3 克，白术 10 克，陈皮 10 克。将中药水煎二次，取药液 300 毫升，兑入菜花汁，混匀，分三次温服。本方具有健脾开胃的功效，主治食欲不振、餐后饱胀、体乏无力等症。

·专·家·提·醒·

菜花含有丰富的维生素 C，做菜须猛火快炒，不宜久煮或久炖。

猪 肉

——益气养血
附：猪血

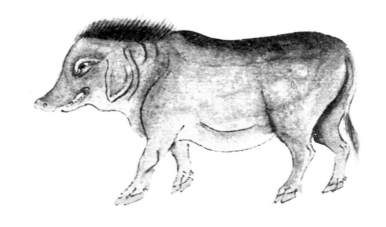

主要成分：蛋白质、脂肪、碳水化合物、灰分、钙、磷、铁等。

性味归经：味甘、咸，性微寒，入脾、胃、肾经。

功效主治：补肾滋阴，养血润燥，益气消肿。主治温病热后热退津伤、口渴喜饮、肺燥咳嗽、干咳少痰、咽喉干痛、肠道枯燥、大便秘结、气血虚亏、羸瘦体弱。

用法用量：熟食、煎汤或入丸剂，用量100～500克。

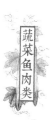

［药用验方］

瘦猪肉汤（《随息居饮食谱》）：瘦猪肉 100 克，加水煮汤，吹去油饮调味即可。具有益气养血润燥的作用。适用于津枯血燥、火灼燥渴、干嗽便秘。

当归瘦肉汤（《食疗本草学》）：猪瘦肉 500 克（切块），当归 30 克。加水适量，以小火煮熟。可加少许食盐调味，除去药渣，饮汤食肉。具有益气养血通乳的功效。主治贫血或血虚所致的头昏眼花、疲倦乏力及产妇缺乳。

［传说趣事］

猪的食疗作用："穷莫丢猪，富莫丢书"是中国老百姓数千年的治家之道。猪是六畜中的瑰宝，全身都有食疗作用。猪皮、猪脑、猪心、猪血、猪肺、猪肝、猪胆、猪胰、猪肚、猪肾、猪骨、猪蹄、猪肉、猪肠，各有其用。

猪血

猪血为猪科动物猪的血液。猪血又名血豆腐。宰杀猪时，取流出的血液，加少许盐拌匀凝固鲜用。猪血性味咸平无毒，入心、肝经。具有补血润燥的功用。主治头风眩晕、癫痫惊风、中满腹胀、大便干燥等症。猪血煮食用 250 ～ 500 克。

猪血含 18.9％的蛋白质，是猪肉蛋白质含量的 4 倍，鸡蛋含量的 5 倍。猪血中还含有十几种氨基酸，特别是含有人体必需的 8 种氨基酸和组氨酸。此外，猪血还含有葡萄糖、维生素、钙、磷及多种人体必须的微量元素，如铬、钴、硅和铁等。

猪血中的钙含量为猪肝的 10 倍。猪血中的铬有保护心、脑血管的作用，可预防动脉硬化、血管变性和糖尿病等症。猪血含铁量极为丰富，而且吸收利用率高。猪血含铁量比猪肝高 2 倍，比瘦猪肉高 20 倍，比鸡蛋高 18 倍，是补血良药。此外，猪血中脂肪含量极低，是理想的减肥食品。猪血可增强人的免疫力，有抗癌作用。猪血中的钴能防止人体恶性肿瘤生长。平凡的猪血，对人类的保健有不平凡的功劳。

· 专 · 家 · 提 · 醒 ·

湿热、痰滞内蕴者慎食猪肉。

鲫 鱼

——补中通乳

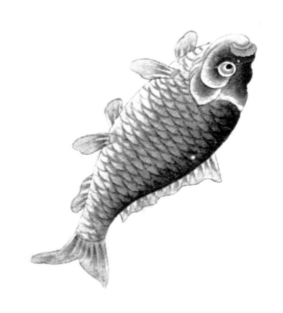

主要成分：水溶性蛋白质、蛋白酶、脂肪、糖类、烟酸、维生素、硫胺素、核黄素、尼克酸，以及钙、磷、铁等。

性味归经：性微温，味甘，入脾、胃、大肠经。

功效主治：健脾利湿，和中开胃，通络下乳，消肿利尿。主治脾胃虚弱、食少无力、脾虚水肿、心衰、肺病、呕吐、产后缺乳、溃疡、腹泻、便秘、痔疮等症。

用法用量：煎食或煮汤食，或入丸、散，用量一般为100~500克。

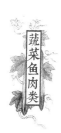

〔美味食单〕

鲫鱼汤：鲫鱼 500 克，去鳃、鳞、内脏，刮洗干净，加姜、葱、酒，以水煮 30 分钟，入盐、味精、胡椒粉，装入汤碗，即成美味佳肴。具有通络下乳的作用。适用于产后少乳者。

煨鲫鱼：鲫鱼 4 条，去鳃、鳞、内脏，刮洗干净，装入十三香 10 克，用荷叶包裹，以线扎定，放火灰中煨至香熟。取出，随意食之，亦可蘸油盐调味食。具有健脾利湿的作用。适用于久泻久痢、不思饮食、脾胃虚弱、大便不固等症。

〔药用验方〕

鲫鱼赤小豆汤：鲫鱼 4 条，赤小豆 30 克。将赤小豆填入鱼腹，扎定，用水煮至烂熟，食豆饮汤。具有健脾利水的功效。主治脾虚水肿等症。

鲫鱼通草汤：鲫鱼 500 克，去鳞和内脏，加通草 30 克，路路通 30 克，当归 15 克，一同煮熟，连汤带肉吃下。具有补气通乳的功效。主治产后无乳汁等症。

·专·家·提·醒·

1. 鲫鱼与鸡肉、羊肉、狗肉同食易生热，故不宜同食。
2. 阳盛内热者不宜食鲫鱼。

鸡 肉

——温中补虚

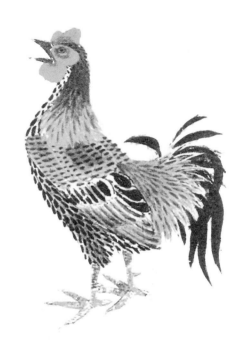

主要成分：蛋白质、脂肪、多种维生素，以及钙、磷、铁、镁、钾、钠、硫等成分。

性味归经：性温，味甘，入脾、胃经。

功效主治：温中益气，补脾养血，活血调经，补精填髓，强壮筋骨。主治虚劳羸瘦、病后体虚、食少乏力、反胃腹泻、头晕心悸、水肿消渴、小便频数、崩漏带下、产后乳少、病后体弱。

用法用量：炒食、煮食、蒸食或炖汤，适量食用。

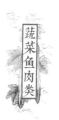

〔 成分功效 〕

鸡肉含蛋白质高于猪肉，其中氨基酸组成与人体需要模式接近，营养价值高。脂肪含量偏低，且多为不饱和脂肪酸。每 100 克鸡肉中含水分 74 克，蛋白质 23.3 克，脂肪 1.2 克，碳水化合物 1.6 克，灰分 1.1 克，钙 11 毫克，磷 190 毫克，铁 1.5 毫克，维生素 B_1 0.03 毫克，维生素 B_2 0.09 毫克，烟酸 8 毫克，尚含维生素 A（小鸡肉特别多）、维生素 C 及维生素 E，另含胆甾醇 60 ～ 90 毫克，并含 3- 甲基组氨酸。

鸡肉为补益食疗佳品。平常人食之益力健身，老幼尤宜。

〔 美味食单 〕

三米鸡饭：母鸡 1 只（1000 克），薏米 60 克，粳米 60 克，糯米 60 克。将三种米洗净后装入鸡腹，缝合，再加姜、盐、酱油少许，用水煮熟。开腹饮汤食肉吃饭。具有补气健脾的作用。主治虚羸少气、心悸头昏、食欲不振等症。

母鸡煮团鱼：鳖 1 只（600 克），母鸡一只（600 克），知母 15 克，贝母 15 克，地骨皮 15 克。加水适量，同煮至肉熟。加食盐少许调味，食肉饮汤。具有补气滋阴、清退虚热的作用。主治肺肾阴虚、骨蒸潮热、手足心热、盗汗、干咳、咽干等症。

〔 药用验方 〕

海马雄鸡汤：雄鸡 1 只（1000 克），海马 10 克，用米酒、清水各半煮熟，加调料趁热服食。具有补肾填精的作用。主治肾虚精亏、耳鸣耳聋等症。

赤小豆炖母鸡：母鸡 1 只（约 1000 克），赤小豆 100 克，百合 30 克。鸡除毛及内脏，填入百合、赤小豆，缝合鸡腹，入水加调料煮熟，分次服食。具有补脾养血的作用。主治产后虚羸少气乏力、心悸头昏等症。

专·家·提·醒

1. 肝阳上亢者忌食鸡肉。
2. 脾胃虚寒、运化无力及时邪未尽者不宜吃鸡肉。
3. 凡实证、热证或邪毒未清者慎食鸡肉。

菠 菜

——清热滑肠

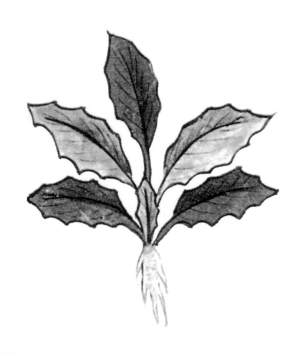

主要成分： 蛋白质、脂肪、碳水化合物、粗纤维、灰分、钙、
磷、铁、胡萝卜素、维生素C、叶酸、硫胺素、
核黄素、氟、芸香苷、尼克酸和草酸等，还含
有多量生育酚、菠菜甾醇等成分。

性味归经： 性凉，味甘、涩，入肝、胃、大肠、小肠经。

功效主治： 润燥滑肠，清热除烦，生津止渴，养血止血，
养肝明目。主治肝经有热、头昏烦热、眼目昏
花或夜盲症、痔疮便血、衄血、坏血病、消渴引饮、
慢性便秘、口角溃疡、唇炎、舌炎、皮炎等症。

用法用量： 凉拌、炒食、煮汤服等，每次用量100~250克。

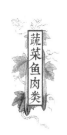

〔美味食单〕

凉拌菠菜： 鲜菠菜 250 克，粉丝 100 克。先将菠菜、粉丝置沸水中焯约 3 分钟，冷却切段，以麻油拌食。本品具有清热润肠的作用。适用于高血压、便秘、头胀、面红、目眩等症。

菠菜骨头汤： 菠菜 250 克，排骨 500 克。先将排骨切段，加清水，旺火煮沸，撇沫后加黄酒、葱姜蒜末，微火煮 2 小时，沥出汤汁。另将菠菜用沸水略焯冲冷，剁成泥，倒入汤内，调味即可。本品具有补益气血的作用。适用于小儿缺铁性贫血的辅助治疗。

菠菜鲫鱼汤： 菠菜 100 克，鲫鱼 250 克，火腿肉 25 克，黄酒、葱、姜、精盐、味精适量。鲫鱼去鳞、肠杂，洗净切成 5 毫米厚的薄片，加上盐、酒，腌渍半小时。猪油烧至五成熟，爆香姜片、葱段，下鱼片略煎，加水煮沸，并用小火焖煮半小时，开盖投入切碎的菠菜、调味，再撒上火腿末、味精，沸后起锅。本品具有增乳、通乳、除湿的作用。适用于产后乳少或乳汁不通等症。

〔药用验方〕

菠菜玉竹饮： 鲜菠菜 60 ~ 120 克，玉竹 30 克。菠菜煎汤，用菠菜汤煮沸玉竹代茶饮。具有益气生津的作用。适用于糖尿病烦渴引饮等症。

菠菜草决明： 新鲜菠菜 500 克洗净切段，猪血 250 克切成块状，草决明 15 克。加清水适量煮汤，调味后佐膳服用，每日 1 次，连服 2 ~ 3 次。本品具有润肠通便的作用。适用于痔疮便秘、习惯性便秘、老人肠燥便秘等症。

菠菜羊肝汤： 菠菜 500 克切段，羊肝 200 克切片，谷精草 30 克，密蒙花 20 克。加水炖煮，吃肝饮汤。每日 1 剂。若经常食用本品具有补益气血明目的作用。主治肝血不足、视物不清、夜盲、贫血等症。

菠菜骨碎补汤： 菠菜 100 克，骨碎补 30 克，伸筋草 20 克，鸡血藤 20 克。先将三味中药用清水煎煮二次，取 200 毫升，再将菠菜洗净挤汁 150 毫升，与黄酒 30 毫升和药汁混合服用。每次喝 30 毫升，每日 2~3 次。本品具有补血养肝、强筋壮骨功效。主治跌打损伤等症。

专·家·提·醒

1. 性冷、滑肠，胃虚寒腹泻患者不宜食用。

2. 含草酸较多，不宜与含钙丰富的食物（如豆腐等）共煮，否则会形成草酸钙，不利于钙的吸收。食用前宜先用开水略焯一下除去草酸。

3. 草酸会腐蚀胃肠黏膜，影响肾脏功能，使肾炎及肾结石患者病情加重，故不宜食用。

辣椒
——温中开胃

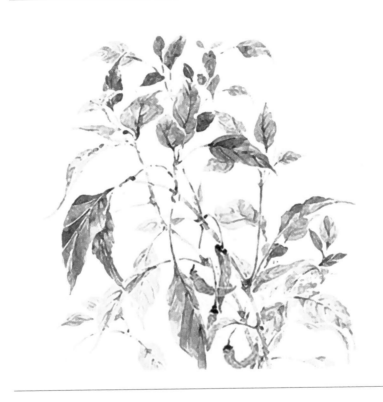

主要成分： 维生素C、碳水化合物、脂肪、胡萝卜素、糖类、钙、磷、铁、辣椒碱、红色素、挥发油、龙葵苷等。

性味归经： 性热，味辛，入心、脾二经。

功效主治： 温中散寒，开胃消食。主治寒滞腹痛、食欲不振、呕吐泻痢等症。

用法用量： 炒菜、煎汤、调味或研细末作蔬菜调味品，每次10~15克。入丸、散，每次1～3克。

﹝美味食单﹞

辣椒鸡丁： 红辣椒 60 克切丁，鸡肉 250 克切丁，鸡蛋 1 个，酱油、料酒、淀粉、葱、姜、蒜头、醋、精盐、味精各适量。制法：①将鸡肉装碗内，加入鸡蛋清、淀粉、精盐及料酒、酱油拌匀上浆；葱切成段，蒜、姜切小片。将以上原料兑成调味汁。②炒勺置旺火上，把鸡肉倒入锅内略炒，立即加辣椒丁，炒拌几下，然后将生姜、葱、蒜入勺拌炒，倒入兑好的调味汁，滴入少许醋、味精调味后即可。特点：肉质鲜嫩，酸辣可口。本品具有补益精血的作用。适用于疲乏无力、头晕眼花、不思饮食等症。

拌烤二椒： 红辣椒 100 克，青柿子椒 300 克，香油 20 克，酱油 30 克，白糖 15 克，醋 15 克。制法：先将柿子椒、辣椒去蒂和子，洗净，在炉灶明火上来回地烤，烤至辣椒表皮起皱、溢出香味并发出响声时，表明已熟，即可停烤，晾至温热时用手剥去烤焦煳的皮，掰成小块，放入盘内，加酱油、醋、白糖、香油，调拌均匀即可。特点：清鲜香浓，别有风味。具有温中散寒的作用。适用于口淡乏味、不思饮食、畏寒肢冷等症。

炝柿子椒： 柿子椒 500 克，花生油 25 克，干红辣椒 15 克，盐 5 克，味精 2 克，花椒 5 克。制法：①将柿子椒去蒂和子，择洗干净，切成象眼块，投入开水锅中焯烫断生，捞入凉水盆中过凉，控净水；干辣椒去蒂和子，洗净，泡软，切成长 1 厘米的段。②锅架火上，放入花生油烧至七成热，先下入红辣椒段炸至深红色后，再下入花椒稍炸一下，一出香味（不可炸焦）即将柿子椒块下锅，加盐和味精拌匀。特点：色泽素雅，清香鲜嫩。具有开胃消食的作用。适用于不思饮食、消化不良等症。

辣椒炒肉丝： 辣椒 100 克，猪肉 250 克，花生油 500 克（实耗约 50 克），盐 3.5 克，料酒 10 克，酱油 10 克，味精 1.5 克，葱丝 8 克，姜丝 4 克，淀粉 15 克，湿淀粉 20 克，香油 10 克。制法：①将柿子椒去蒂和子，择洗干净，放在案板上用手压扁，切成长 3 ~ 4 厘米、粗 0.3 厘米的丝；猪肉洗净也切成丝，放入碗内，加部分盐、料酒、酱油、淀粉和少许水，抓匀上浆；另取一碗，放入葱丝、姜丝、湿淀粉和余下的料酒、酱油、盐及味精，调成味汁。②锅架火上，放入花生油烧至五六成热，下入浆好的肉丝，用铁筷划开滑散，滑至断生，捞出控油；再把柿子椒丝下入，过一下油，立即倒入漏勺内，控净余油；锅留少许底油，烧至七成热，倒入调好的味汁，见汁变稠转浓，放入滑过油的肉丝和柿子椒丝，颠翻均匀，淋入香油即可。特点：咸鲜微辣，清鲜爽口。具有补益脾胃的作用。适用于不思饮食、餐后饱胀、体乏无力等症。

炸青翠柿子椒：柿子椒 500 克，花生油 750 克（实耗约 50 克），盐 5 克，料酒 15 克，姜末 4 克，白糖 10 克，味精 2 克。制法：①将柿子椒去蒂和子，清水洗净，沥干水，一切两半，大的一切为四。②锅置旺火上，放入花生油烧至八成热时，立即投入柿子椒，不断搅动，一见柿子椒发挺、断生成翠绿色，快速用漏勺捞起，沥干油，倒入盘中，趁热冲入料酒，撒上盐、白糖、味精、姜末，搅拌均匀即可。特点：色泽翠绿悦目，鲜咸脆嫩清口。具有健脾消食的作用。适用于不思饮食、消化不良等症。

〔药用验方〕

我国药典记载的辣椒制剂有辣椒酊和辣椒软膏等。辣椒酊内服用于食欲不振、消化不良；辣椒软膏用于风湿痛、神经痛和冻疮等症。

辣椒风湿膏主要成分：辣椒，薄荷脑，冰片。具有祛风散寒、舒筋活络、消肿止痛的功效。主治关节疼痛、腰背酸痛、扭伤瘀肿及慢性关节炎和未溃破的冻疮等症。用法：外用，贴于患处。注意事项：①皮肤表面有破口的患处及溃破的冻疮不宜使用。②敷贴后若有不适，应停止敷贴。

专·家·提·醒

1. 适量吃些辣椒对人体健康有益；大量贪吃辣椒容易引起胃痛或诱发痔疮。

2. 阴虚火旺、阳热亢盛者，不宜吃辣椒。

3. 患有咽喉炎、肺结核、高血压、食道炎、胃溃疡、目疾、牙痛、痔疮、疖肿等病都不宜吃辣椒。

4. 辣椒外用时，用量不宜过多，时间不宜过久，否则可引起红肿，甚至起疱等不良反应。

洋 葱

——健胃降脂

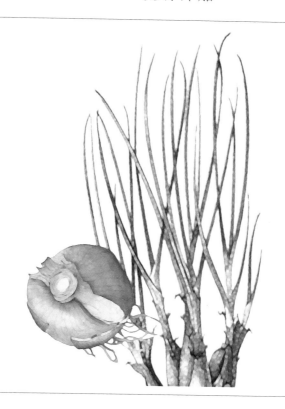

主要成分：维生素（A、B、C）、钙、磷、铁、硒、胡萝卜素、
　　　　　咖啡酸、柠檬酸、槲皮素、苹果酸、多种氨基酸、
　　　　　糖类、蒜素、挥发油、前列腺素等。

性味归经：性温，味辛，入肺经。

功效主治：温肺化痰，理气宽中，健胃，解毒杀虫，疗疮消肿。
　　　　　主治腹中冷痛、宿食不消等症。现代又用于治
　　　　　疗高血压病、高血脂症、冠心病、糖尿病及阴
　　　　　道滴虫等病症。

用法用量：生食或烹食，30~100克。捣烂敷患处或捣汁涂、
　　　　　捣汁饮，适量。

[美味食单]

炒葱头： 洋葱 200 克，切条，素油炒食。具有健胃降脂的作用。适用于胃肠病、高血压病、高脂血症等症。

洋葱汁： 洋葱头 200 克，洗净，捣烂取汁，加入蜂蜜 60 克，调匀服。具有理气宽中的作用。适用于胃脘胀满、大便干少等症。

炸葱头丝： 葱头 500 克，面粉 150 克，花生油 500 克（实耗约 40 克），盐 2 克，味精 1 克。制法：①将葱头剥去老皮，洗净，放在案板上，用刀先一切两半，再顺长切成粗 0.2 厘米的细丝，放入盘内，撒上面粉，拌和均匀。②锅架火上，放油烧至六七成熟，将葱头丝抖去浮粉，分散下入锅中，改用中小火炸，炸时要不断地用手勺推动翻拌，见葱头丝的大部分水分被炸干时，改用旺火升高油温稍炸一下，成深黄色时捞出控油，盛入盘内，撒上盐和味精，拌匀即可。特点：色泽深黄，松脆香浓，鲜咸微甜。具有健胃理气的作用。适用于食欲不振、胸脘痞满等症。

洋葱炒鸡蛋： 洋葱 250 克，鸡蛋 3 个，花生油 60 克，酱油 15 克，盐 2.5 克，香油 10 克，花椒 1 克，鲜汤少许。制法：先将洋葱去掉老皮和根，洗净，切成细丝；另将鸡蛋磕入碗内，放盐少许，用筷子使劲搅打，打匀、打透，成为泡沫液（炒时才能松软）。再将锅架火上，放入较多的花生油（鸡蛋吃油，油少粘锅，也不松软），烧至七八成热，倒入蛋液快速翻炒，炒至蛋液凝结，再铲开成为小块，盛出；原锅回到火上，放入余下的花生油烧至七成热，先下入花椒炸出香味，捞出不要，随即加入洋葱丝，快速煸炒几下，洋葱丝成透明状时，放入余下的盐和酱油、鲜汤少许，再煸炒几下，汁烧开，放入炒熟的鸡蛋，淋入香油，颠翻均匀即可。特点：洋葱脆嫩，鸡蛋软香，清鲜适口。具有补益脾胃的作用。适用于产后体弱、不思饮食等症。

洋葱炒猪肝： 洋葱 200 克，猪肝 250 克。猪肝洗净，切成 2 毫米的薄片，加酒、盐、水、生粉拌匀，腌渍 10 分钟。洋葱切丝，油热投入，煸炒至透明色盛起。另用油烧至五成热，爆香姜片，倒入肝片滑散，待变色加入洋葱丝，调味，淋上麻油。具有养血补肝的作用。适用于肝虚浮肿、血虚萎黄、虚劳羸瘦等症。

洋葱炒蚌肉： 洋葱 250 克，净鲜河蚌肉 250 克，料酒、精盐、味精、蒜茸、姜丝、植物油各适量。制法：先将蚌肉去杂质洗净，切成片，放入沸水锅中焯透，捞出沥水；洋葱洗净切成丝，放入沸水锅中焯一下。然后炒勺点火，加油烧热，放入蒜、姜炝勺，倒入蚌肉、料酒、精盐炒入味，再放入洋葱丝、味精炒至入味即可。特点：脆嫩香浓。

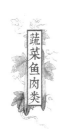

具有滋阴清热、降压降脂的作用。适用于五心烦热、高血压、高血脂等症。

葱头炒牛肉丝：葱头 250 克，牛肉 250 克，花生油 500 克（实耗约 50 克），酱油 25 克，盐 2 克，味精 1 克，料酒 10 克，湿淀粉 15 克，小苏打少许，鲜汤适量。制法：①将葱头剥去老皮，切去老根，洗净，先切两半，再横切成粗约 0.3 厘米的丝；牛肉剔筋，洗净，先片成薄片，再按横纹切成与葱头粗细相同的丝（即顶着肉纹切断，不要顺肉纹切，否则，不易炒嫩），放入碗内，加少许湿淀粉和小苏打，抓匀上浆（加小苏打可使牛肉变嫩）。②锅架火上，放油烧至六七成热，将浆好的牛肉丝下入，用铁筷子滑开，滑约 2～3 分钟，滑至牛肉丝八成熟时，捞出控油。原锅留适量油，烧至七八成热，下入葱头丝快速煸炒，见葱头丝变色、呈透明状时，随即加入料酒、酱油、盐和少许鲜汤，汤汁一烧开，放入滑好的牛肉丝，放进味精，用余下的湿淀粉勾芡，颠翻均匀即可。特点：滑嫩爽脆，鲜咸清香。具有补虚健胃的作用。适用于产后体弱、手足肢冷、食欲不振等症。

红焖葱头（西式菜）：葱头（选小个的）500 克，熟猪油 50 克，鲜奶油 100 克，盐 3 克，胡椒粉 2 克，香叶 1 片。制法：①将葱头剥去老皮，洗净，沥干水，整个待用（不用刀切）。②锅架火上，放入熟猪油烧至六七成热，放入葱头，改用中小火煎，煎时逐个翻动，把整个葱头都煎成黄色时，加入红沙司、奶油、盐、胡椒粉、香叶，拌匀，加盖，改用小火焖约 8～10 分钟，焖至葱头酥烂入味即可。特点：色泽深黄，绵糯肥烂，鲜香适口。具有宽中健胃的作用。适用于脘腹胀满、纳食不香等症。

〔药用验方〕

洋葱降脂汤：洋葱 60 克捣烂取汁，制首乌 20 克，虎杖 15 克，泽泻 20 克。将首乌、虎杖、泽泻水煎二次，取药液 300 毫升，兑入洋葱汁，拌匀，分 3 次温服。具有健胃降脂的功效。主治高血脂症。

专·家·提·醒

1. 洋葱不可多食，食之过量会产生胀气、辣眼等不良反应。
2. 洋葱性温辛辣，多食易致热，故肺、胃有热者不宜食用。

空心菜

——清凉解毒

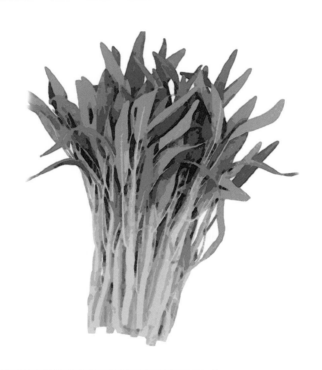

主要成分：糖、蛋白质、脂肪、胡萝卜素、维生素 B₂、维
生素 C 及钙、磷、铁等矿物质。

性味归经：味甘，性寒。入胃、脾经。

功效主治：清热凉血，健脾利湿，解毒消肿，止血利小便。
主治血热鼻衄、便血、热淋、小便不利、便秘、
痔疮、疮痈肿毒、妇女湿热带下、蛇虫咬伤、
毒蕈中毒等症。

用法用量：煎汤、煮食或绞汁服，每次用 100～500 克。

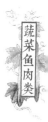

〔成分功效〕

空心菜嫩梢中的蛋白质含量比等量的西红柿高 4 倍多，钙含量比西红柿要高 12 倍多，各种维生素也比西红柿和大白菜要高。从空心菜中分离出的阿魏酰基酪胺，是体外前列腺素合成的抑制剂。紫色空心菜中含胰岛素样成分，能降低血糖，可用于治疗糖尿病。

〔美味食单〕

空心菜炒肉丝：空心菜 500 克，猪瘦肉 100 克，鸡蛋清 2 个，葱花、姜丝各 10 克，酱油 15 克，精盐 5 克，料酒 5 克，味精 2 克，鲜汤适量，花椒油 10 克，植物油 500 克（约耗 40 克），水淀粉 25 克。制法：将空心菜择洗净，切成段，放入沸水锅中焯一下，捞出沥净水分；猪瘦肉洗净切成丝，放入碗内，加精盐（2 克）、料酒（3 克）、水淀粉（15 克）、鸡蛋清抓匀。炒勺上火，放花生油烧至五成热，放入肉丝滑散，捞出沥油。勺内留余油，放入葱、姜煸香，再放入肉丝煸炒，烹入料酒、酱油、鲜汤烧沸，倒入空心菜翻炒，加精盐、味精炒匀，用水淀粉勾芡，淋少许花椒油即成。特点：滑爽脆嫩，具有清热利尿的作用。适用于热淋、小便不利等症。

蒜茸空心菜：空心菜 500 克。用开水焯，切段，加适量食盐、味精、香油拌匀，另将大蒜 15 克捣碎成蒜末，撒入调匀即可。本品具有健脾利湿的作用。适用于夏天食欲不振等症。

空心菜汤：鲜空心菜 100 克，葱白 30 克。将空心菜洗净，与葱白一起煮汤，食盐调味即成。可经常食用。本品具有清热凉血的作用。适用于维生素 B_2 缺乏症（口角炎、舌炎、唇炎）。

〔药用验方〕

空心菜萝卜汁：空心菜 200 克，白萝卜 200 克，一同捣烂取汁，加蜂蜜 30 克调服。具有凉血止血的作用。适用于咳血、衄血、便血、尿血等症。

空心菜银花甘草饮：空心菜 20 克捣汁；甘草 30 克，银花 30 克，水煎成浓汁，和空心菜汁一起灌服。本品具有解毒的功效。主治野菌等食物中毒症。

·专·家·提·醒·
空心菜性寒滑利，脾胃虚寒、大便溏泄者不宜多食。

大白菜

——养胃生津

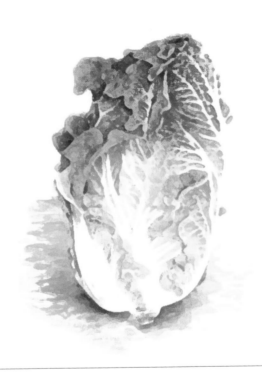

主要成分： 纤维素、蛋白质、脂肪、多种维生素（A、B、C、D）和钙、磷、铁等矿物质。

性味归经： 性寒味甘，入胃、肝、肾、肠经。

功效主治： 养胃生津，宽胸除烦，利尿通便，消食解毒。主治肺胃蕴热、口燥减食、咳嗽多痰、小便不利、消化性溃疡出血、燥热咳嗽、咽炎声嘶等症。

用法用量： 炒菜或煎汤、绞汁服，每次用白菜干品30~60克，鲜白菜100~500克。

〔美味食单〕

绣球白菜：白菜 250 克，猪肉 100 克，鸡蛋 2 个，胡萝卜 100 克，植物油、精盐、酱油、淀粉、香油、味精、葱花、姜末各适量。制法：先将猪肉剁成细泥；胡萝卜洗净切成细丝；白菜去老帮洗净，切去根，去掉菜头，取中段切成 2 厘米长的段，用开水烫一下，取出控净水，立刻放盘内，撒上少许精盐。肉泥放碗内，加精盐、味精、酱油、葱花、姜末、香油、淀粉和水，搅拌均匀。再将鸡蛋磕入碗内，加少许淀粉搅匀，摊成蛋皮，切成细丝。然后将肉馅挤成丸子，放盘内白菜段上，摆成圆形，将蛋皮丝、胡萝卜丝调匀后，均匀地撒在丸子上，上屉蒸熟取出即可。本品具有滋阴润肤、利尿通便的作用。适用于大便不通、小便短黄、口干舌燥无苔等症。

白菜炒豆腐：白菜 200 克，豆腐 100 克，猪瘦肉 60 克，黑木耳 10 克，酱油 30 克，植物油 10 克，葱花 3 克，姜末、精盐各 2 克。制法：将豆腐和猪肉切成片，猪肉片浸泡在部分酱油中，5 分钟后取出，与葱、姜一同放入烧至七成热的油勺中炒熟；再将切好的白菜片放入勺内；再将豆腐、水发黑木耳及余下的酱油、盐放入勺内，炒熟起勺装盘即可。本品具有补脾益气、利尿止血的作用。适用于不思饮食、疲乏无力、小便不利等症。

〔药用验方〕

白菜姜葱汤：白菜心 250 克，白萝卜 60 克，生姜 15 克，葱白 5 根。共煎汤 400 毫升。加适量白糖趁热饮下即可。本品具有发汗解表的功效。主治感冒风寒、发热无汗等症。

白菜醒酒饮：大白菜心 500 克，捣烂绞汁，加适量醋、糖拌匀频饮。本品具有解毒醒酒的功效。主治饮酒过量而醉者。

白菜止咳汤：白菜 100 克捣烂取汁，杏仁 10 克，百合 10 克，麦冬 10 克。加水煎 2 次，取 300 毫升，分两次温服。本品具有润肺止咳的功效。主治肺燥咳嗽、干咳痰少、咽喉不利等症。

·专·家·提·醒·

1. 肺气虚寒、咳嗽痰白而多者不宜吃白菜。
2. 脾胃虚寒、腹泻、腹痛者不宜吃白菜。

萝卜

——健胃消食

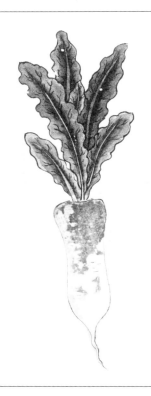

主要成分： 葡萄糖、蔗糖、果糖、维生素、粗纤维、蛋白质、淀粉酶、钙、磷、锰、硼、铁等。

性味归经： 性凉，味辛、甘。入肺、胃二经。

功效主治： 健胃消食，消积导滞，止咳化痰，顺气利尿，清热解毒止血。主治食积饱胀、胸膈满闷、腹痛作胀、咳嗽痰多、咽痛失音、肺燥咳血、消渴口干、热淋石淋、小便不利等症。

用法用量： 生嚼、绞汁、水煎汤，用量30～100克。

[成分功效]

萝卜含维生素 C 比梨、苹果、橘子高 8 倍以上。萝卜所含的胡萝卜素又称维生素 A 原，可促进血红素增加。萝卜含有一种能将亚硝酸分解的酸，可使致癌物质亚硝酸分解而失去作用。萝卜中的粗纤维可促进肠蠕动，减少粪便在肠内停留的时间，及时把大肠中的有毒物质排出体外；萝卜中的"吲哚"是抑制肠癌的物质；萝卜中的木质素可使巨噬细胞的活力提高 2～3 倍；萝卜中含有干扰素诱发剂，有抑制肿瘤发展的作用。因此，萝卜有很好的防癌抗癌功效，特别是可降低结肠癌的发病率。此外，萝卜中的糖化酵素和淀粉酶能分解食物中的淀粉和脂肪，帮助消化，促进新陈代谢。吃了油腻食物后，可以吃些生萝卜帮助消化。萝卜中的芥子油和萝卜块根的醇提取物对革兰氏阳性菌较敏感，对预防白喉、咽痛、脑膜炎、感冒有一定作用。

[美味食单]

萝卜拌海蜇丝：萝卜 500 克，海蜇 100 克，辣椒油 10 克，酱油 10 克，盐 2 克，味精 1 克。制法：将萝卜削皮、洗净，先切成薄片，再改刀切成长 6 厘米、粗 0.3 厘米的细丝，用少许盐拌匀，腌 5 分钟左右，挤出盐水，放入盘中；海蜇漂洗干净，切成细丝，用开水稍微焯烫一下，一见海蜇丝卷缩，立即捞出，放入凉开水盆中浸凉后，控净水，放在萝卜丝上面。再将辣椒油、酱油、盐、味精放入碗内，调和均匀，成为香辣味汁，浇在萝卜丝、海蜇丝上，拌匀即成。特点：脆嫩清鲜，香辣味浓。具有健胃顺气的作用，适用于食欲不振、餐后饱胀等症。

萝卜饼：萝卜 500 克，面粉 100 克，花生油 30 克，盐 3 克，味精 2 克，花椒盐适量。制法：先将萝卜削皮，洗净，用擦板擦成细丝，放入碗内，加面粉、盐、味精和适量水，搅成厚糊状，做成小圆饼，即萝卜饼坯料。然后将锅置火上，放油烧至七成热左右，把萝卜饼码入锅中，改用中、小火煎（油温不可过高，否则需离火片刻），先将一面煎成黄色，翻身再煎另一面，待饼已熟透、两面金黄、溢出香味时，盛入盘内，蘸花椒盐食。特点：脆嫩，干香，鲜咸。具有消积导滞的作用，适用于停食饱胀、消化不良等症。

红烧萝卜：萝卜 500 克，海米 10 克，青蒜 50 克，花生油 60 克，酱油 50 克，盐 2 克，味精 2 克，白糖 10 克，湿淀粉 20 克，葱花 10 克，姜末 5 克，鲜汤适量。制法：先将萝卜削皮，洗净，切成滚刀块，投入开水锅中煮至八成熟，捞出控净水；海米用温水发透；青蒜去皮，洗净，切段。再将锅架火上，加油烧至七八成热，下入葱花、姜末炝锅，加入煮好的萝卜块煸炒几下，下入酱油、盐、白糖和适量鲜汤，汤烧开下入海米，再烧开改用中小火烧10分钟左右，烧至萝卜熟透、酥软、入味，且汤汁剩下一半时，加进味精拌匀，用湿淀粉勾芡，撒上青蒜段，淋入明油，再颠翻均匀即可。特点：柔软酥嫩，清香适口。具有健胃消食的作用，适用于消化不良等症。

糖渍萝卜：萝卜（红皮辣萝卜更好）适量，洗净，不去皮，切成薄片，放于碗中，上面放饴糖（麦芽糖）2~3匙，搁置一夜，即浸渍成萝卜糖水，频频饮服。具有止咳化痰、清肺顺气的作用。适用于急或慢性支气管炎、咳嗽痰稠、咽喉肿痛等症。

［药用验方］

鲜萝卜汁：鲜萝卜250克，切碎，捣烂，绞汁，冷服。每次2汤匙，每日2~3次。亦可加适量蜂蜜或白糖调味。具有清热生津的作用。适用于热病口渴或消渴多饮等症。

萝卜解表汤：萝卜100克，生姜3片，大枣3枚。水煎去渣，加蜂蜜30克煮沸，徐徐饮完。具有疏风解表、清解热毒的功效。主治伤风感冒、咳嗽痰多等症。

萝卜消食汤：新鲜萝卜100克（洗净切成薄片），神曲20克，鸡内金10克。清水煎二次，取300毫升，分3次服。具有健胃消食的功效。主治暴饮暴食、食后腹胀、嗳腐酸臭等症。

专·家·提·醒

1. 萝卜性凉，脾胃虚寒者不可食萝卜。
2. 一般服人参、当归、地黄、何首乌等补药时，不可同时服萝卜。

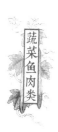

胡萝卜

——补肝健胃

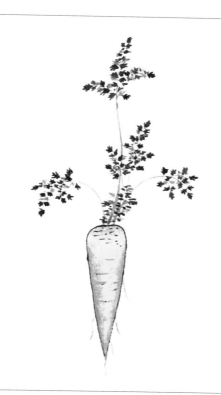

主要成分：胡萝卜素、多种维生素、木质素、烟酸、蛋白质、
　　　　　脂肪、糖类、多种氨基酸、钙、磷、铁等。

性味归经：性平，味甘，入肺、脾、肝经。

功效主治：健胃消食，补肝明目，宽中下气，清热解毒。主
　　　　　治消化不良、食积胀满、咳嗽便秘、肝虚目昏、角
　　　　　膜干燥、夜盲症、糖尿病等症。

用法用量：煎汤、炒食、煮食或绞汁服，每次用 100～500 克。
　　　　　生食一般用 30～60 克。

[成分功效]

人体必需的 8 种氨基酸，胡萝卜含有 5 种之多，尤以赖氨酸含量最高。科学研究表明，人体每天所需的维生素 A，约有 95% 是从植物性食物内摄取胡萝卜素合成的。胡萝卜中的胡萝卜素，在体内可转变成维生素 A，而维生素 A 对上皮细胞起滋润、营养作用，可防治夜盲、干眼病、皮肤干燥、头发干脆易脱落等症。最近国内外研究证明，适量的维生素 A 能防癌，特别是呼吸道、皮肤、膀胱和结肠癌，因维生素 A 能保护上皮细胞结构和功能的完整性。胡萝卜又是抗氧化剂，能抑制氧化作用，以保护机体正常细胞免受氧化损害，从而起防癌作用。

[美味食单]

花生拌胡萝卜：胡萝卜 500 克，油炸花生米 100 克，辣椒油 20 克，花椒粉 2 克，酱油 30 克，醋 15 克，白糖 20 克，味精 1 克，葱白 30 克。制法：①将胡萝卜洗净，用绳穿起，挂在通风处晾到八成干时取下，用温水泡软，洗净尘土，用刀片成厚 0.5 厘米的片，再横切成粗丝；油炸花生米剁成碎末；葱白去老皮，洗净，剖开，切末。②将胡萝卜干丝、花生米末、葱白末放入盘内，加入酱油、醋、白糖、味精、辣椒油和花椒粉，拌匀即成。特点：柔脆，甜酸，辣咸，鲜香。具有健胃消食的作用。适用于消化不良、胃脘胀满等症。

胡萝卜圈（西式菜）：主料：胡萝卜 500 克，菠菜 150 克，豌豆 100 克，黄油 60 克，盐 7 克，胡椒粉 3 克。制法：①将胡萝卜刮皮，洗净，放入水锅中烧开，改用中、小火煮至酥熟，捞入凉开水盆中浸凉后，控干水，剁成细泥；菠菜择洗干净，用开水焯烫断生，控水后切成碎末；豌豆去荚，洗净，也用开水焯烫断生，捞出控水。②锅架火上，放部分黄油烧至熔化，下入胡萝卜泥煸炒几下，随即放入少许煮胡萝卜原汤，不断翻炒搅动，待炒至汁稠转浓、胡萝卜泥熟透时，放入部分盐、胡椒粉，调好口味，分份盛入盘的四周，成为圈形；另用两锅架在火上，一个放菠菜末和少许原汤，另一个放豌豆和少许原汤，烧开后，分别放余下的盐、胡椒粉拌匀，调好口味，都倒入盛胡萝卜泥的圆圈中间，淋入熔化的黄油即可。特点：色形美观，清新鲜香。具有消食宽中下气的作用。适用于食积胃脘、脘腹胀满、大便秘结等症。

胡萝卜煮羊肉：胡萝卜 250 克，羊肉 500 克，土豆 200 克，姜 3 片，料酒 30 克，橘皮 1 块，精盐、酱油、植物油各适量。制法：先将胡萝卜洗净切片；羊肉去筋膜，

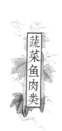

洗净后切片；土豆去皮洗净，切成片。再将炒勺上火，放油，烧至五成热，放入姜片煸出香味，再放入羊肉、土豆、胡萝卜翻炒片刻，加入料酒、酱油、精盐和少量清水，烧焖15分钟，盛入砂锅内，加适量橘皮和清水，用旺火烧开后撇净浮沫，转用小火慢炖2小时左右，直至羊肉酥烂即成。本品具有补中益气、壮阳补血的作用。适用于气短头晕、体乏无力、夜间视物不清等症。

〔药用验方〕

胡萝卜饮：胡萝卜（不去皮）500克，盐3克，加水适量，煮烂，去渣取汁服。连服3天。本品具有消食导滞的作用，适用于小儿消化不良等症。

胡萝卜通便膏：胡萝卜500克，捣碎挤汁，加蜂蜜100克调匀口服，每日早晚各服30毫升。本品具有健胃消食、润肠通便的功效。主治食欲不振、脘腹胀满、大便干燥等症。

专·家·提·醒

1. 胡萝卜素容易被酸性物质破坏，故烹饪时不宜放醋。
2. 服食过量胡萝卜往往会引起手掌皮肤发黄，停食后会自行消退。

茄 子

——清热散瘀

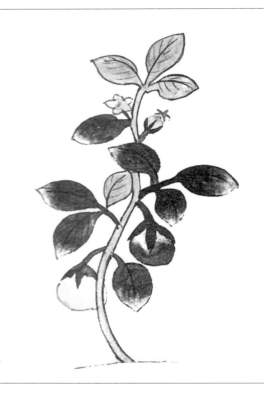

主要成分： 多种维生素（A、B、C和P）、脂肪、蛋白质、糖类及矿物质等。

性味归经： 性凉，味甘，入脾、胃、大肠经。

功效主治： 清热凉血，通络散瘀，消肿止痛。主治痰热咳嗽、肠风下血、乳房皲裂、热毒疮痈、皮肤溃疡、痔疮出血、大便不利、跌打损伤等症。

用法用量： 水煎汤、熟食、绞汁、浸酒服或研细末服用，常用量100~150克。

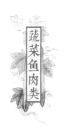

［成分功效］

茄子中糖类的含量比西红柿多1倍，蛋白质及钙含量比西红柿高3倍多，特别富含维生素P，每公斤紫茄子维生素P含量可高达7200毫克以上。维生素P能增强人体细胞间的粘着力，增强毛细血管的弹性，减低毛细血管的脆性及通透性，防止微血管破裂出血，使血小板保持正常的功能，并有预防坏血病及促进伤口愈合的功效。所以，经常吃茄子，对防治高血压、动脉粥样硬化、咯血、紫斑症及坏血病有一定的作用。最近医学专家指出，在茄属植物中，还含有一种名为"龙葵碱"的物质，此物质具有抗癌功效。动物实验证实，龙葵碱能抑制消化系统肿瘤的增殖，因此可以用于肿瘤病人的辅助治疗。

［美味食单］

烧茄子：茄子500克，猪肉100克，花生油500克（实耗约50克），酱油30克，料酒15克，味精2克，白糖15克，盐3克，湿淀粉20克，葱末10克，姜末4克，蒜片5克，鲜汤适量。制法：先将茄子去皮，洗净，用刀在茄子表面剞上一道道的刀纹（纹深0.3～0.5厘米，纹间距为0.2厘米），剞满为止，再改刀切成宽3厘米的块，斜刀片成厚1厘米的抹刀片，放在室外晾晒1小时（晾晒茄子是为了油炸时省油）；猪肉洗净，切成长3厘米、宽2厘米、厚0.3厘米的薄片；把酱油、白糖、味精、盐、料酒、葱末、姜末、蒜片、湿淀粉和适量鲜汤放入碗内，兑成芡汁。再将锅置火上，放油烧至七八成热，下入茄子片干炸3～5分钟，炸至茄片表面起皱、茄体变软、呈黄色时捞出，控净余油；原锅内留适量底油，回到火上烧至七成热，下入肉片，快速煸炒几下，见肉片变色后，立即放入炸好的茄片，倒入芡汁，搅拌均匀，芡汁转浓时即可出锅。特点：色泽油亮，酥糯柔软，汁浓鲜香。具有通络散瘀的作用。适用于跌打损伤、疼痛等症。

蒸酿茄子：茄子500克，猪肉100克，花生油500克（实耗约60克），酱油40克，盐3克，料酒15克，味精2克，湿淀粉20克，葱末10克，姜末4克，蒜末5克，鲜汤适量。制法：①将茄子去皮，洗净，切成长3厘米、宽2厘米、厚0.5厘米的片，两面剞成横竖花刀，放入清水盆中浸泡10分钟，取出控水；锅置火上，放油烧至七八成热，下入茄子片干炸至变成黄色时捞出控油、晾凉。猪肉洗净，剁成细末；锅置火上，放油烧至七成热，放入肉末快速煸炒几下，见肉末变色，下入葱末、姜末和部分酱油、盐及料酒、少许鲜汤，汁烧开后，用部分湿淀粉勾芡成为馅料。②将炸好晾凉的茄片每两片叠合在一起，中间嵌入馅料，码在碗内，入屉，架在水锅上，用旺火、沸水、足气蒸 10 分钟左右，蒸至熟透后下屉，盛入盘内。③另用一锅放在火上，放少许油烧至六七成热，下入蒜末爆出香味后，放入余下的酱油、盐、味精和适量鲜汤，用湿淀粉勾成稀芡，淋入明油，浇在茄子上即可食用。特点：芡汁光亮，茄肉软烂，鲜嫩浓香。具有凉血消肿的作用。适用于痔疮肿痛等症。

芝麻拌茄泥（西式菜）：茄子 500 克，芝麻 25 克，生菜油 50 克，盐 5 克，蒜泥 15 克，胡椒粉 2.5 克，柠檬汁 10 克，辣椒粉 2.5 克，酸奶油 50 克。先将茄子去皮，洗净，切成小片；芝麻漂洗干净，投入热锅中用小火慢慢焙成黄色、溢出香味时，取出晾凉。再将煎盘（平锅）架在火上，放入生菜油烧至六七成热，下入茄片用中小火煎至两面呈金黄色、熟透，取出，晾凉，放入容器内，捣烂成泥，加盐、蒜泥、胡椒粉、柠檬汁、辣椒粉，调好口味，再加一半熟芝麻仁和酸奶油，搅拌均匀。食用时，分份盛入盘内，再在每个盘内分撒另一半熟芝麻仁。特点：鲜咸微辣，清香开胃。具有清热润肺的作用。适用于痰热咳嗽、大便不通等症。

锅塌茄盒：茄子 500 克，肉末 100 克，海米 10 克，鸡蛋 1 个，香菜末 10 克，面粉 30 克，花生油 40 克，香油 10 克，盐 3 克，味精 1 克，花椒粉 2 克，料酒 15 克，葱末 8 克，姜末 4 克，湿淀粉 15 克，鲜汤适量。制法：①将茄子去皮，洗净，切成长 6 厘米、厚 2 厘米的长方片，每片中间再平片一刀（不切断），成双联的合页片；海米用温水泡好发透，切成碎末；鸡蛋磕入碗内，加湿淀粉搅打成糊；肉末放入碗内，加料酒、盐、味精、花椒粉、葱末、姜末、香油，搅匀拌好成为馅料，然后嵌入茄子合页片中间，外面再撒上一层面粉，挂匀鸡蛋糊，即成茄盒坯料。②锅架火上，放花生油烧至六七成热，将挂糊的茄盒放入，改用中火煎至两面金黄色、内部接近熟时，烹入适量鲜汤，加盖，用小火慢炖 10～15 分钟，炖至卤汁变干、茄盒内外熟透、入味时，盛入盘内，撒上香菜末即可。特点：酥嫩鲜香，油肥不腻。具有养胃消食的作用。适用于食欲不振、消化不良等症。

茄子炒肉丝：茄子 250 克，洋葱 50 克，瘦猪肉 100 克，蒜头 1 瓣，甜面酱 50 克。茄子、洋葱、猪肉分别切成细丝；茄丝加盐腌渍 10 分钟后挤干水，肉丝拌上甜面酱腌渍 10 分钟用温油炒熟盛起待用。油热爆香洋葱丝、蒜茸及葱、姜丝，加入茄丝，翻炒至瘪，推入肉丝，拌匀调味即可。本品具有散血去瘀、补中益气的作用。适用于病后体弱、高脂血症。

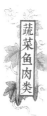

〔药用验方〕

白茄汤：白茄子 60 ～ 120 克，加水煎煮，去渣取汁，加蜂蜜 30 克，混匀口服，每日 2 次。具有润肺止咳的作用。适用于燥热咳嗽、久咳、痰少或无痰等症。

白茄止咳汤：白茄子 60 克（纱布包煎），枇杷叶 15 克，杏仁 10 克，橘皮 10 克。水煎二次，取 300 毫升分 3 次温服。本品具有清热宣肺、止咳化痰的功效。主治咳嗽痰稠难以咯出、胸中堵闷等症。

专·家·提·醒

茄子性寒，脾胃虚寒者不宜多食。肠滑腹泻者忌食。

香 椿

——清热收敛

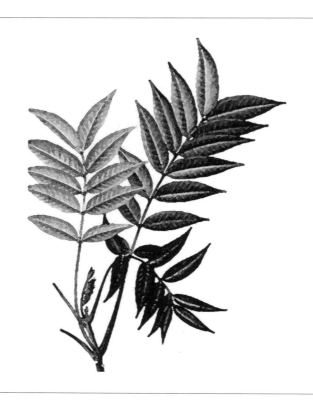

主要成分： 蛋白质、脂肪、糖类、胡萝卜素、维生素、粗纤维、钙、磷、铁、香椿素等。

性味归经： 性凉，味苦、涩，入胃、大肠二经。

功效主治： 清热燥湿，解毒杀虫，收敛止血，止泻止痢。
主治久泻久痢、肠风便血、崩漏带下、遗精白浊、疳积、白秃、疔疽、漆疮、疥疮等症。

用法用量： 凉拌、生吃、炒吃、水煎服，每次60～150克；捣烂取汁外敷患处，适量。

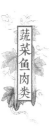

〔美味食单〕

香椿拌豆腐：香椿 200 克，嫩豆腐 200 克，香油 20 克，盐 3 克，味精 2 克。制法：①香椿去掉老茎，洗净，放入开水锅中焯至色泽变为翠绿时捞出，放入凉开水中浸凉，再捞出挤去水，切成细末；将豆腐放入碗内，用开水烫一下，洗净晾凉后切成 0.5～1 厘米见方的小丁，放入盘内（也可捣碎成泥）。②将香椿末撒在豆腐丁上，下入香油、盐、味精，拌匀即可食用。特点：豆腐细嫩，香椿无渣，咸鲜清淡，香气浓郁。具有清热燥湿的作用。适用于慢性泻痢等症。

香椿拌黄豆：香椿 250 克，黄豆（或去荚毛豆）50 克，花生油 250 克（实耗约 30 克），酱油 15 克，盐 1.5 克，味精 1 克，香油 10 克。制法：先将香椿去掉老茎，洗净，投入开水锅中焯烫出香味后，捞入凉开水盆中浸泡一会儿，捞出挤干水，切成碎末；黄豆放入碗内，加凉水浸泡 12 小时左右，见豆粒胀起，洗净，捞出控水；取碗一个，放入香油、酱油、盐、味精搅匀，调成味汁。再将锅架火上，放花生油烧至五六成热，投入泡过的黄豆速炸片刻，改用中小火浸炸，炸约 3 分钟，再回到旺火复炸，一见黄豆全部上浮、外脆内酥时（不可炸焦），迅速捞入盘内，趁热浇上味汁，撒上香椿末，拌匀即可。特点：酥脆适口，香气浓郁。具有燥湿杀虫的作用。适用于疥疮瘙痒等症。

香椿炒鸡蛋：香椿 200 克，鸡蛋 3 个，熟猪油 100 克，盐 3 克。制法：先将香椿择去老茎，洗净，投入开水锅中焯烫出香味，挤干水，切成碎末；鸡蛋打入碗内，加盐和水少许，充分搅打，打透打散打匀后放入切碎的香椿拌匀。再将锅架火上，放入大部分油烧至五六成热，把打匀放入香椿末的鸡蛋液倒入锅的中间，不要铲翻，略煎片刻，随即加盖，改用小火烘，烘时转动锅身，使蛋液均匀受热，烘约 4～5 分钟，揭盖，见蛋液凝结不粘筷子时，淋入余下的油，大翻身，再加盖烘 1～2 分钟，见蛋膨起、两面呈深黄色时，盛入盘内，用刀划成斜方块即可食用。特点：膨松香脆，肥鲜质嫩。具有健脾止血的作用。适用于肠风便血等症。

〔药用验方〕

香椿止泻汤：香椿叶 120 克，椿根皮 30 克，马齿苋 30 克。水煎服，每日 1 剂。具有清热燥湿、收敛止血的功效。主治泄泻、痢疾、腹痛肠鸣等症。

·专·家·提·醒·

香椿性凉不宜多食。有宿疾者勿食。脾胃虚寒者应慎食。

冬 瓜

——清热利尿

附：冬瓜皮　冬瓜子

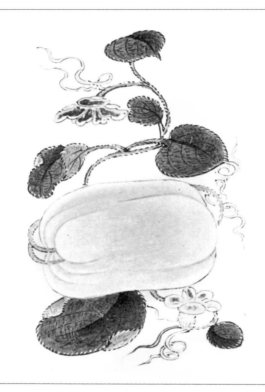

主要成分： 蛋白质、糖、粗纤维、灰分、钙、磷、铁、胡
萝卜素、硫胺素、核黄素、尼克酸、维生素C等。

性味归经： 性微寒，味甘、淡，入肺、小肠、膀胱经。

功效主治： 清热化痰，解暑除烦，渗利去湿，生津止渴解毒。
主治暑热烦渴、痰热咳喘、水肿胀满、脚气痈肿、
痔漏泻痢等症，并解鱼毒、酒毒。

用法用量： 炒菜、煮汤、绞汁服，用量100～500克。

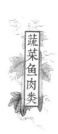

［成分功效］

冬瓜含维生素 C 较多，且钾盐含量高、钠盐含量低，故对于需要低钠食物的动脉硬化症、高血压、冠心病、肾炎、水肿等疾病有良好的效用，还可美容减肥。经常食用冬瓜，能去除体内多余的脂肪及水分，也适用于糖尿病人"充饥"。

［美味食单］

炸金钱冬瓜：冬瓜 500 克，水发冬菇 100 克，冬笋 100 克，面粉 100 克，花生油 500 克（实耗约 60 克），湿淀粉 15 克，盐 3 克，味精 2 克，花椒盐适量。制法：①冬瓜去皮、瓤，洗净，片成 0.3 厘米厚的薄片，再用酒杯压成若干个似金钱大小的圆片，用开水焯烫一下，捞入凉水碗中浸凉，控净水，放在小盆里，加部分味精和盐腌渍入味；冬菇（去蒂）、冬笋（去皮）均洗净，切成细末，放入碗中，用余下的味精和盐、湿淀粉调拌均匀，制成馅料；然后，取 2 片冬瓜圆片叠合在一起，中间夹抹一层馅料，即成金钱冬瓜坯料；再取一个小碗，放入面粉和适量清水，调成粉糊。②锅架火上，放油烧至六七成热，把做好的金钱冬瓜坯料裹匀粉糊，下入锅内炸 1 分钟，见外表凝固发挺后，改用中小火炸 3 ~ 4 分钟，内外俱熟时再用旺火炸至松脆、呈金黄色时，捞出控油，放在盘子里，蘸花椒盐食用。特点：外酥里嫩，形似金钱，干香鲜咸。具有渗利除湿的作用。适用于大便稀溏、腹胀肠鸣等症。

冬瓜羊肉汤：冬瓜 500 克，羊肉 250 克。制法：羊肉切小薄片；冬瓜去皮，切成小片，在沸水中焯过。在锅中加适量的胡椒粉，放下羊肉片、冬瓜片，煮沸 5 分钟，撒下芫荽、葱花，调味即可。具有温中散寒、健脾润肤的作用。适用于秋天皮肤干燥、瘙痒等症。

糟熘冬瓜卷：冬瓜 500 克，熟火腿 60 克，水发玉兰片 100 克，水发香菇 60 克，水发木耳 20 克，鸡蛋清 2 个，香菜梗适量，花生油 500 克（实耗约 60 克），盐 6 克，味精 2 克，香糟卤 50 克，白糖 10 克，淀粉 10 克，湿淀粉 15 克，鲜汤少许。制法：①将冬瓜去皮、瓤及绵软的肉，洗净，片成长 8 厘米、宽 5 厘米、厚 0.3 厘米的片，投入开水锅中稍烫变软立即捞出，控去水；玉兰片、火腿和香菇（去蒂）洗净，均切成长 3 厘米、粗 0.2 厘米的细丝；木耳洗净，大朵撕小；蛋清放入碗内，打匀，加淀粉和少许水调成蛋清糊，均匀抹在冬瓜片上，再均匀放上火腿丝、香菇丝、玉兰片丝，卷起成卷，用香菜梗扎住。②锅架火上，放油烧至五成热，把冬瓜卷分散下入，用手勺轻轻推开，滑炸 2 ~ 3 分钟，见瓜卷凝结定型、八成熟时，捞出控油（不可炸上色）；

原锅留适量底油，回到火上烧至六七成热，下入木耳稍炒几下，随即放盐、白糖、香糟卤和少许鲜汤，烧开后轻轻放入冬瓜卷，改用中火烧至微滚，稍滚几下放进味精推匀，用湿淀粉勾芡，淋入明油即可。特点：色泽乳白，滑糯鲜嫩，甜中带咸，糟香浓郁。具有健脾补肾的作用。适用于水肿胀满、腰酸尿少等症。

扒冬瓜球：冬瓜500克，水发冬菇75克，花生油50克，香油10克，盐5.5克，味精2克，湿淀粉20克，鲜汤适量。制法：①将冬瓜削皮，去瓤，洗净，先切成厚1.5～2厘米的粗条，再切成长2厘米的段，用刀削成若干个冬瓜小球，放入沸水锅内余至七八成熟，捞入冷水盆中浸凉后，控干水；冬菇去蒂，洗净，上屉蒸熟。②锅架火上，放入花生油烧至七成热，下入冬瓜球煸炒几下，见冬瓜球变为透明时，随即加入盐和适量鲜汤烧开，滚上两滚，改用小火烧2～3分钟，见冬瓜球变酥熟透，整齐码入冬菇，改用旺火，从锅边倒入湿淀粉，晃锅勾芡，边勾芡边淋入香油，汁一转浓，放入味精，大翻锅装入盘内即可。特点：色形美观，酥软细嫩，鲜香浓郁。具有清热除湿、生津止渴的作用。适用于暑热烦渴、口干口苦、小便不利等症。

煨冬瓜汁：冬瓜1个，黄土泥厚裹5寸，煨令熟烂，去土绞汁服之。具有健脾渗湿，清热生津的作用。适用于热病后泄痢日久、津液枯竭、四肢浮肿、口干舌燥等症。

冬瓜蚌肉汤：冬瓜500克，河蚌肉250克。蚌肉加少许姜汁待用。冬瓜去皮、瓤后切成片。先将冬瓜加水煮10分钟，再加入蚌肉，烹入黄酒，煮沸3分钟后调味，撒上葱花、淋上猪油即可。本品具有清热祛湿、利尿的作用。适用于血热引起之月经不调及湿热白带等症。

［药用验方］

冬瓜利水汤：冬瓜皮60克，玉米须30克，白茅根30克，茯苓皮20克，冬瓜120克，赤小豆60克。水煎二次，取300毫升分次温服。具有补气健脾、利湿消肿的功效。主治面肢水肿、小便不利、食欲不振、疲乏无力等症。

专·家·提·醒

冬瓜性寒，脾胃虚寒、阳气不足者不宜多食。

冬瓜皮 冬瓜子

冬瓜皮：冬瓜皮为冬瓜的果皮，含蜡类及树脂类物质。性味同冬瓜，功效擅长祛风利水消肿。常煎汤治疗水肿、泄泻及荨麻疹。焙干研末，热酒调服，治跌打损伤。冬瓜皮多用于治疗热性水肿。但单用力薄，常加入利水复方中应用，可与赤小豆、白茅根、茯苓等药同用。用量一般为15~30克。

冬瓜子：冬瓜子为冬瓜的种子，含脂肪油、腺嘌呤、蛋白质、糖类、维生素（B_1、B_2）、烟酸及胡卢巴碱。性味甘寒，具有清肺化痰、排脓的功效。水煎或焙干研末治疗肺痈、肠痈、烦热咳嗽及淋病等症。例如治肺痈的苇茎汤、治肠痈的大黄牡丹皮汤中均用冬瓜子。一般用量为10~15克。

黄 瓜

——解暑止渴

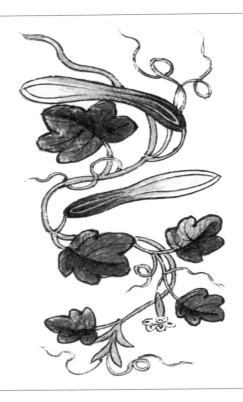

主要成分：糖类、芸香苷、异槲皮苷、葡萄糖苷、咖啡酸、
绿原酸、多种游离氨基酸、维生素B_2、维生素C、
纤维素、蛋白质、脂肪、挥发油、钙、磷、铁、
钾、钠、镁等。

性味归经：性凉，味甘，入肺、脾、胃、大肠经。

功效主治：生津止渴，解暑除烦，利水消肿，清热解毒。
主治热病烦渴、咽喉肿痛、四肢浮肿、小便不利、
湿热泻痢。

用法用量：生食、凉拌、炒熟食或煎汤，每日100～500克。

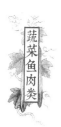

〔美味食单〕

拍黄瓜： 黄瓜 500 克，芝麻酱 30 克，酱油 30 克，盐 2 克，味精 2 克，醋 15 克，蒜泥 10 克，香油 10 克。制法：先将嫩黄瓜切去两头，洗净，消毒，用刀面将黄瓜拍扁、拍松（不可拍得过碎），再改刀切成长 3 厘米的块，装入盘内。再将芝麻酱放入小碗内，加盐和少许凉开水搅匀，然后放入酱油、盐、醋、味精、蒜泥，调成调味汁，浇入盛黄瓜的盘内，淋入香油，拌匀即可。特点：脆嫩鲜咸，清香浓郁。具有生津止渴的作用。适用于热病烦渴或热病后口干舌燥等症。

炝黄瓜卷： 黄瓜 500 克，花生油 25 克，盐 5 克，味精 2 克，花椒 5 克。制法：①将黄瓜切去两头，洗净，改切成长 4 ～ 5 厘米的段，放入碗中，撒部分盐腌渍片刻，黄瓜段变软时取出，用旋片刀法（和削水果皮方法一样）从表面旋片到内瓤为止，去掉内瓤，再放入碗内，放余下的盐拌匀后，由内向外卷成圆卷形（即无瓤黄瓜段），整齐码入盘中，撒上味精。②锅架火上，放入花生油烧至七成热，下入花椒炸焦（捞出不要）溢出香味，趁热将花椒油浇入黄瓜卷盘内即可。特点：色形美观，脆嫩鲜香。具有解暑除烦的作用。适用于夏天炎热、口渴心烦等症。

〔药用验方〕

蜜蘸黄瓜： 嫩黄瓜 2 条洗净，蘸蜂蜜食之。每日 2 ～ 3 次。具有清热解毒的作用。适用于小儿热痢等症。

黄瓜泄痢汤： 黄瓜 100 克，黄瓜叶 100 克，黄瓜藤 100 克，黄连 10 克，清水煎二次，取药液 300 毫升，分三次温服。具有清热解毒、分利止痢的功效。主治大肠湿热、泄泻痢疾、大便出血等症。

专·家·提·醒

1. 黄瓜性凉，脾胃虚寒者不可多食。
2. 不宜与含维生素 C 较多的蔬菜与水果同食。

莴 笋

——益胃通乳

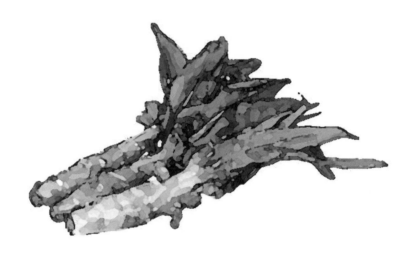

主要成分：蛋白质、脂肪、糖类、维生素、胡萝卜素、粗纤维、尼克酸、乳酸、甘露醇、苹果酸、莴苣素、天门冬碱、钾、钙、磷等。

性味归经：性凉，味甘，入胃、肠经。

功效主治：健胃消食，清热利尿，开胸通乳。主治产后乳汁不下、血尿、小便不利而有热者。

用法用量：生食、炒食、煮食、煎汤或晒干盐渍、酱制，每次用 100 ～ 250 克。

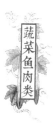

[美味食单]

莴笋炒肉丝： 莴笋 250 克，猪肉 100 克，熟猪油 30 克，酱油 20 克，盐 2 克，料酒 5 克，甜面酱 5 克，味精 1.5 克，湿淀粉 20 克，葱末 5 克，花椒油 10 克，鲜汤少许。制法：①将莴笋去掉叶、皮和筋，洗净，切成长 3 厘米、粗 0.3 厘米的丝；猪肉洗净，切成与莴笋同样粗细的丝。②锅置火上，放熟猪油烧至七成热，下入肉丝煸炒，一见肉丝变色，放入葱末和甜面酱，炒透出甜香味，再将莴笋丝下入，快速翻炒 2 ~ 3 分钟，加入料酒、酱油和少许鲜汤，汤汁一开，放盐和味精搅拌均匀，用湿淀粉勾芡，淋入花椒油拌匀即可。本品具有健脾开胸的作用。适用于食欲不振、胸中满闷等症。

莴笋粥： 莴笋 60 克，莴笋子 20 克，粳米 100 克，共煮粥食用。本品具有通乳利尿的作用，适用于产后乳少、阴肿、痔疮下血等症。

炝莴笋： 莴笋 500 克，花生油 40 克，酱 20 克，盐 3.5 克，味精 2 克，干红辣椒 5 克，花椒 5 克。制法：①将莴笋去叶、去皮、去筋，洗净，先切成片，再改刀切成长 6 厘米、宽 0.6 厘米的条，用盐拌匀，腌渍 1 ~ 3 小时，挤去盐水，放入盘内，撒上味精；干红辣椒去蒂、去子，洗净，切成小段。②锅架火上，放熟猪油烧至七成热，下入花椒炸煳溢出香味时，捞出，再放入干辣椒段，炸到黑紫色时，放入酱油，拌匀成汁，趁热浇入莴笋条上拌匀食用。特点：脆嫩鲜咸，麻辣香浓。具有清热利尿的作用，适用于小便不利、尿热尿痛等症。

莴笋拌海蜇： 莴笋 250 克去叶去皮，切成细丝，放入碗中加盐 10 克，腌制 15 分钟，挤出水分。海蜇皮 200 克泡开洗净后切成细丝，与莴笋丝同拌，加盐、味精调味。麻油、葱加热煸香后浇在上面即可食用。本品具有开胸通乳的作用。适用于产后乳汁不下或母乳不足等症。

[药用验方]

莴笋通乳汤： 莴笋 100 克，葱白 15 克，当归 15 克，路路通 15 克，水煎二次，取药液 300 毫升，与米酒 60 毫升混合，分三次温服。本品具有补血通乳的功效。主治产后乳汁不下或母乳不足等症。

·专·家·提·醒·

莴笋性凉，脾胃虚寒者不宜生食，炒食莴笋亦不可过多食用。

茭白

——清热醒酒

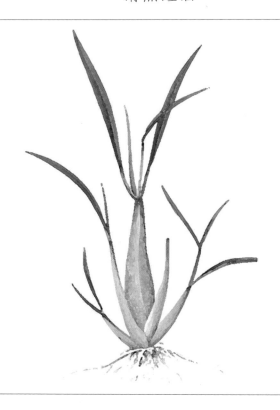

主要成分：蛋白质、脂肪、糖类、维生素 B、维生素 C、尼克酸、钙、磷、铁、粗纤维和可溶性无氮物质等。

性味归经：性寒，味甘，入肝、脾、肺经。

功效主治：清热除烦，通乳止渴，通利二便，降压解酒。主治热病烦渴、酒精中毒、二便不利、乳汁不通等症。

用法用量：生食、炒菜、煎汤或绞汁服，每次用 50～100 克。

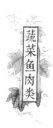

[美味食单]

翡翠拌茭白：茭白 500 克，小葱 50 克，花生油 40 克，盐 5 克，味精 2 克，花椒 6 克。制法：先将茭白顺长片成厚 0.8 厘米的长片，改刀切成长 8 厘米、宽 0.8 厘米的条，投入开水锅内焯烫断生，捞出沥水，放入盘内，趁热撒盐拌匀腌渍；小葱切成葱花，放在茭白盘内的中心。再将锅置火上，放入花生油烧至七成热，下入花椒炸出香味时捞出花椒，趁热将油浇在葱花上，撒上味精，搅拌均匀即可。本品具有清热除烦的作用。适用于暑夏炎热、心烦纳少等症。

油泼茭白：茭白 250 克，海米 15 克，花生油 500 克（实耗约 50 克），盐 15 克，酱油 15 克，白糖 10 克，味精 1 克，醋 8 克，葱花 10 克，香油 5 克，胡椒粉 1.5 克，鲜汤少许。制法：①将茭白洗净，切成长 5 厘米、粗 0.5 厘米的条；海米用温水发透泡软，取出切碎。②锅架火上，放花生油烧至八九成热，将茭白条放漏勺中，一手拿住漏勺放在锅中间，另一手拿勺舀滚油浇在茭白条上，见茭白条被热油烫至发软、嫩熟时，停止浇泼，控净余油，盛入盘内，撒上海米末。③原锅留少许底油，烧至七八成热，下入葱花炒出香味，随即放入酱油、白糖、盐、醋、胡椒粉和少许鲜汤，烧开后放入味精，淋入香油，颠翻均匀，浇在茭白盘内即可。特点：脆嫩鲜香，咸甜酸辣，风味独特。具有健脾补肾、通利二便的作用。适用于腰酸饮少、二便不利等症。

鸡茸烩茭白：净茭白 250 克，鸡脯肉 100 克，火腿 15 克，水发香菇 15 克，鸡蛋清 1 个，熟猪油 500 克（实耗约 50 克），盐 3.5 克，料酒 15 克，白糖 5 克，味精 1.5 克，湿淀粉 15 克，葱花 8 克，鲜汤少许。制法：茭白切成菱形片；鸡脯肉剁成细泥，放入碗内，加入蛋清、料酒和部分盐、味精、鲜汤，搅打成茸，放入少许葱花拌匀；火腿和香菇均切成薄片。再把调好的鸡茸入屉蒸 8 ~ 10 分钟，蒸至鸡茸凝结成块、嫩熟时下屉晾凉，切成菱形片。锅架火上，加油烧至五六成热，下入茭白片，用铁筷子滑开断生，捞出控油；原锅留少许底油，烧至七八成热，下入余下的葱花炒出香味后，放入茭白片、鸡茸片、火腿片、香菇片，放入白糖、余下的盐和少许鲜汤，烧开后用湿淀粉勾芡，放入味精，淋入明油，颠翻均匀即可。特点：滑润细嫩，鲜咸香浓。具有补益脾胃的作用。适用于病后体弱、食欲不振等症。

茭白猪蹄汤：茭白 100 克，猪蹄 1 个，通草 15 克，加水、酒、姜片，旺火煮沸撇去浮沫，文火焖至酥烂，投入茭白片，再煮 5 分钟，吃肉喝汤，每日一剂，连服 3 ~ 5 日。本品具有催乳的作用。适用于产后缺乳或乳汁不下等症。

［药用验方］

茭白汁：鲜茭白 500 克，洗净，捣烂，绞汁，加少许姜汁，灌服。本品具有清热醒酒的作用。适用于饮酒过量、酒精中毒等症。

茭白茶：茭白 30 克，芹菜 30 克，水煎代茶饮（菜可同食）。本品具有清肝降压的作用。适用于眩晕（高血压）、大便秘结、心胸烦热等症。

茭白醒酒汤：茭白 200 克绞汁；葛根 30 克，车前子草各 30 克，水煎二次，取 300 毫升，与茭白汁混匀分多次频服。本品具有清热利尿醒酒的功效。主治饮酒过量、头晕头痛、烦热渴饮等症。

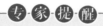
专·家·提·醒

1. 茭白性寒，脾胃虚弱、肾虚遗精者不宜食用。
2. 茭白含难溶性草酸钙，肾脏病及尿路结石患者不宜多食。

马铃薯
——健脾养胃

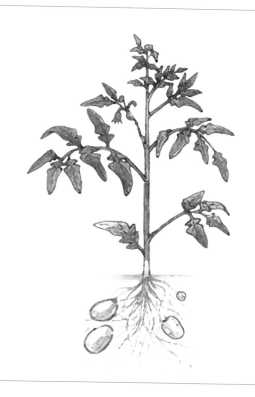

主要成分：大量淀粉，并含蛋白质、糖类、脂肪、烟酸、
胡萝卜素、维生素、钙、磷、铁、钾、镁等成分。

性味归经：性平，味甘，入脾、胃经。

功效主治：健脾和胃，益气调中，缓急止痛，通利大便。
主治消化不良、肠胃不和、脘腹胀痛、大便不
畅等症。

用法用量：绞汁、炒、煎汤、煮食或蒸食，每次用100~500克。

［成分功效］

现代医学研究发现，土豆所含龙葵素可减少胃液分泌，有缓解痉挛的作用。但大量龙葵素可引起人体中毒，出现恶心呕吐、头晕腹泻、头痛腹痛、瞳孔散大、精神错乱等症状，甚至昏迷死亡，故应当注意预防。由于发芽马铃薯含龙葵素高，故不可食。近年荷兰科学家通过把普通土豆与野生土豆杂交，培育成新品种，含有高浓度生物碱茄解啶，可用来做避孕药。

［美味食单］

青椒拌土豆丝：土豆 250 克，青柿子椒 60 克，香油 10 克，盐 3 克，味精 1 克。制法：先将土豆去皮，洗净，切成长 3 ~ 4 厘米、粗 0.2 厘米的细丝，在清水盆中漂净丝上溢出的淀粉质；柿子椒去蒂和子，洗净切成与土豆丝粗细相同的丝；然后都投入开水锅中焯烫断生，但不可久烫，烫后立即放入凉开水盆中浸凉，以保持土豆丝清爽脆嫩和柿子椒丝碧绿鲜嫩。再将焯好的土豆丝、柿子椒丝控干水，放入盘内，放盐和味精拌匀，调好口味，再浇入香油，调匀即成。特点：色泽素雅，脆嫩鲜爽。具有健脾和胃的作用。适用于食欲不振、消化不良等症。

土豆沙拉（西式菜）：土豆 1000 克，鸡蛋 250 克，胡萝卜 100 克，鲜黄瓜 250 克，罐头青豆 100 克，马乃司沙司 125 克，酸奶油 125 克，盐 10 克，辣酱油 20 克，味精 5 克，白胡椒粉 2.5 克。制法：先将土豆、胡萝卜洗净，放入锅内，加水没过原料，上火烧开后改为小火煮，煮至土豆无硬心时，将土豆、胡萝卜一起捞出，沥水拔凉，土豆去皮，用刀切成指甲大小的片（小丁、小方块均可），胡萝卜切成小丁。再将鸡蛋入锅用水煮开后 5 分钟取出，用冷水拔凉，一切两半，再切成小片；鲜黄瓜洗净，切开去子，改切成小丁。再将土豆、胡萝卜、鲜黄瓜、鸡蛋和青豆、酸奶油、辣酱油、白胡椒粉、盐、味精、马乃司沙司混合放在容器内，用木铲或筷子拌匀，放入冰箱保存，食时从冰箱取出分装盘内。特点：色白微黄，味道咸鲜，清香适口。具有益气调中的作用。适用于病后食欲不振、体乏无力等症。

土豆烧牛肉：土豆 250 克，牛肉 250 克，青蒜 50 克，花生油 500 克（实耗约 60 克），酱油 30 克，盐 3 克，料酒 10 克，白糖 5 克，湿淀粉 20 克，花椒 1 克，大料 3 克，葱段 10 克，姜片 5 克。制法：先将土豆去皮，洗净，切成滚刀块；牛肉洗净，切成 2.5 厘米见方的块，放入碗内，加部分酱油，拌匀腌渍；青蒜择洗干净，切成长 2 厘米的段。

再将锅架火上，放油烧至七八成热，先投入土豆，炸 3 分钟，见呈金黄色时捞出控油；再将腌好的牛肉块投入速炸片刻，见呈金红色，捞出控油；原锅留少许底油，烧至七成热，先放入炸过的牛肉块，随即烹入料酒，加盖略焖，然后加入余下的酱油和白糖、葱段、姜片、花椒、大料和适量的清水（水量以没过牛肉块为度），旺火烧开，转用小火焖烧 60 多分钟，肉已半酥时，投入土豆块，加入盐，同烧 10 分钟左右，烧到肉已全酥（要酥嫩而不烂碎）、土豆入味，用湿淀粉勾芡，撒上青蒜段即可。特点：酥香软嫩，汁浓味厚。具有补气健脾的作用。适用于身体虚弱、体乏无力、容易感冒等症。

咖喱土豆：土豆 250 克，葱头 100 克，花生油 500 克（实耗约 50 克），咖喱粉 6 克，辣椒粉 1 克，盐 3 克，味精 2 克，蒜片 8 克，生姜丝 5 克。制法：先将土豆去皮，洗净，切成 1.5 厘米的方块；葱头切成 0.8 厘米的丁。再将锅置火上，倒入花生油烧至七八成热，下入土豆块，炸 3～4 分钟，见土豆块外表发挺、变黄即可捞出，控净余油；原锅留少许油，烧至七成热，下入葱头丁、蒜片、姜丝煸炒，见葱头丁变黄，改用小火下入咖喱粉，不断翻炒，炒出香辣味后，加入少许清水，放盐和辣椒粉，汤烧开，放入炸好的土豆加盖焖烧 10 分钟左右，待土豆酥熟、入味、汁已转浓，放入味精，推匀即可。特点：酥软鲜嫩，香辣味浓。具有健脾开胃的作用。适用于纳食不香、餐后饱胀等症。

［药用验方］

土豆粥：土豆 200 克，洗净去皮切丁，同粳米 60 克煮粥，拌入适量白糖即可。具有养胃调中的作用。适用于病后体虚，不思饮食等症，对胃肠道疾患有辅助治疗作用。

土豆养胃汤：土豆 200 克，捣烂取汁；陈皮 10 克，乌贼骨 15 克，甘草 6 克，蜂蜜 30 克。中药水煎二次，取 200 毫升，兑入土豆汁和蜂蜜，分三次服。具有健脾和胃的功效。主治胃痛反酸、消化性溃疡等症。

专·家·提·醒

马铃薯皮变绿色，应将其彻底挖去，放在冷水中浸泡 1 小时，使残余的毒素溶解于水中。煮食时放些食醋，食用起来就比较安全，脆嫩可口，否则，黏黏糊糊不好吃。若马铃薯生芽，皮色变紫的，或整个土豆都已变黑，绝对不能食用，吃了会中毒。

竹笋

——清热化痰

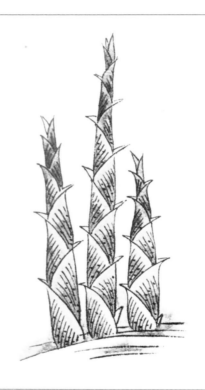

主要成分：丰富的蛋白质、脂肪、糖类、胡萝卜素，还含有多种维生素及钙、磷、铁、镁等人体必需12种微量元素和16种以上氨基酸。

性味归经：性寒，味甘、微苦，入胃、大肠经。

功效主治：清热化痰，除烦解渴，益气利膈，通利大便。主治热痰咳嗽、胃热烦渴、胸膈不利、小便不利、大便不畅等症。

用法用量：凉拌、煮粥、烧菜、煎汤等，每次用100～250克。

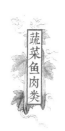

［美味食单］

拌竹笋： 净冬笋（或春笋）250 克，香油 10 克，盐 3 克，白糖 5 克，味精 1 克，姜末 3 克，料酒 10 克。制法：先将去掉根、壳的净冬笋肉洗净，切成滚刀片，投入沸水锅中煮至嫩熟，捞出，用凉开水浸凉后，控干水。再把冬笋片装入盘内，放盐、白糖、味精、姜末和料酒调拌均匀，入味以后，浇入香油即可。特点：脆嫩清香，鲜咸适口。具有清热化痰的作用。适用于咳嗽痰黄、黏稠难咯等症。

黄瓜炒冬笋： 净冬笋 250 克，黄瓜 100 克，熟猪油 50 克，酱油 15 克，盐 3 克，白糖 5 克，味精 2 克，料酒 10 克，湿淀粉 10 克，葱花 10 克，姜末 3 克，香油 5 克，鲜汤适量。制法：先将去掉根和壳的冬笋洗净，切成长 3.5 厘米、宽 1.5 厘米、厚 0.2 厘米的薄片，投入沸水锅中焯烫断生，捞入凉水中浸凉后控干水；黄瓜洗净后去掉皮和瓤，切成与冬笋相同的片，再将锅架火上，放花生油烧至七八成热，下入葱花、姜末炝锅，出香味后先下冬笋片煸炒几下，见笋变为玉白色时烹入料酒，加入盐、白糖、酱油和少许鲜汤，待汤烧开、滚上一滚时，放入黄瓜片，同炒片刻，放进味精拌匀，用湿淀粉勾芡，颠翻均匀，淋入香油即可。特点：白绿相间，鲜咸脆嫩，清香适口。具有清热除烦的作用。适用于胃热烦渴、大便干少等症。

［药用验方］

鲜笋粥： 鲜竹笋 60 克煮熟切片，同粳米 60 克，加水适量煮成稀粥，加盐调味食。本品具有清热通便的作用。适用于大肠有热、便结难通等症。

竹笋止咳汤： 竹笋 100 克，橘红 10 克，杏仁 10 克，贝母 10 克。水煎二次，取汁 250 毫升，兑入鲜竹沥 50 克，分三次服。本品具有清热化痰的功效。主治咳嗽痰黄、胸痛气短、大便干燥、口苦口渴等症。

·专·家·提·醒·

1. 脾虚便溏者不宜服用。

2. 竹笋含有较多的草酸钙，会影响人体的钙质吸收，故处在生长发育时期的儿童少食为宜。又草酸钙属难溶性物质，肾炎或尿路结石患者不宜多食。

莲 藕

——清热滋阴

附：藕节　荷叶　荷花

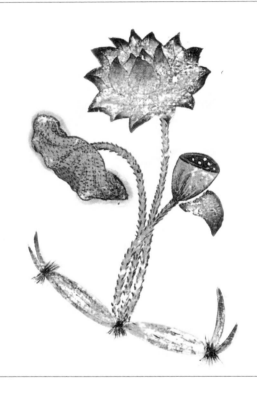

主要成分： 含糖类甚丰，还含蛋白质、脂肪、维生素、粗纤维、
胡萝卜素、天门冬碱、氨基酸、钙、磷、铁等成分。

性味归经： 性凉，味甘，入脾、胃、肾、心经。

功效主治： 清热凉血，养胃滋阴，养心安神。主治失眠、
高血压、鼻出血、咯血、久泻久痢、白带、溃
疡等症。

用法用量： 生食绞汁或凉拌、煮熟、炒菜、炖汤食。每日
用 30 ～ 100 克，大量可用至 500 克。

〔美味食单〕

凉拌藕片：嫩藕 500 克，香油 25 克，酱油 15 克，盐 4 克，葱花 8 克，姜丝 3 克，蒜片 3 克，味精 1.5 克。制法：先将嫩藕刮皮、洗净，顺长一切两半，改刀切成月牙片，投入开水锅中焯烫一下，捞入凉开水盆中浸凉，再控去水，装入盘内（不可久烫，以增加藕片脆嫩性为准，防止烫软）。再取碗一个，放入香油、葱花、姜丝、蒜片、酱油、盐、味精，搅拌均匀，调成鲜咸味汁。食时将鲜咸味汁浇入藕片盘内，拌匀即可。特点：脆嫩爽口，鲜咸解腻。具有清热养胃的作用。适用于口干舌燥、食欲不振等症。

香麻藕丝：嫩藕 250 克，花生油 40 克，醋 1 克，花椒 2 克，湿淀粉 15 克，盐 2 克，味精 1.5 克，香油 5 克，鲜汤少许。制法：先将嫩藕刮皮、洗净，顺刀切成厚 0.2 厘米的细丝，立即放入清水盆中浸泡半个小时左右（防止藕丝变色，保持洁白，也可洗去部分粉质，使藕丝更加爽脆），然后捞出控干水。再将锅架火上，放油烧至七八成热，下入花椒炸煳（捞出花椒不要），投入藕丝，用手勺快速煸炒至藕丝散开变色，立即烹入醋，加少许鲜汤，放盐、味精，再翻炒几下，用湿淀粉勾芡，淋入香油即可。特点：清爽脆嫩，鲜咸轻酸，香麻味浓。具有养心安神的作用。适用于心神不宁、夜不能眠等症。

莲藕绿豆汤：莲藕 500 克，绿豆 100 克，陈皮 10 克，蜜枣 10 枚，食盐适量。制法：莲藕去皮、切段，陈皮浸泡去白，绿豆、蜜枣用中火煲 1 小时，然后将莲藕、绿豆等材料入锅，再煲 1 小时。最后用食盐调味即可。本品具有补气养胃的作用。适用于病后体虚、食欲不振等症。

〔药用验方〕

莲藕止血汤：鲜莲藕 200 克捣烂绞汁，鲜茅根 30 克，丹皮 15 克，藕节 30 克，水煎两次，取 200 毫升，兑入藕汁频服。本品具有凉血止血的功效。适用于咳血、衄血、吐血、便血等症。

·专·家·提·醒·

藕性凉，脾胃虚寒、腹泻腹痛者宜少食莲藕。

藕节 荷叶 荷花

藕节：藕节为睡莲科植物莲的干燥根茎节部。味甘涩性平，入肝、胃经。具有止血消瘀功效，常用于治疗各种血证，如吐血、咳血、尿血、便血、鼻衄及子宫出血等症。藕节含有丰富的单宁酸，有收缩血管的作用，故可止血。藕节含鞣酸、天门冬酰胺、淀粉、维生素 C 等。实验证明藕节能缩短出血时间。制炭后，其鞣酸和钙含量相对增加，止血作用也加强。临床多将其炒成炭用。用量 9 ~ 15 克。

荷叶：荷叶为睡莲科植物莲的叶片。味苦涩性平，入肝、胃经。具有清暑利湿、升阳止血的功能。可用于暑热病证及脾虚泄泻和多种出血证。用量 3 ~ 10 克。荷叶炭收涩化瘀止血作用强，可用于多种出血症及产后血晕。荷叶可制成炎夏季节理想的解暑饮料，最方便的莫过于荷叶粥，可称得上是最为简便有效的减肥方法。如配以山楂即成山楂荷叶茶，有更好的减肥消脂之效。荷叶入馔可制作出时令佳肴。取鲜嫩碧绿的荷叶，用开水略烫，再用凉水漂凉，用来包鸡、包肉，蒸后食之，风味别致，是上等佳肴。采用上等大米，再加以虾肉、叉烧肉、鸭肉、鸡蛋、香菇等共同蒸煮，可制成荷叶饭。其味清香可口，有增进食欲之效。

荷花：为莲的花，味苦甘性凉，入心、肝经。具有清暑、止血的功效。主治跌打损伤、呕血。常用量 3~5 克。《本草纲目》用荷花与糯米煮粥，具有益气驻颜轻身之效。古代用莲花酿制药酒颇为时尚，宋代莲花酒已属佳酿，宋代文学家苏轼就有"请君多酿莲花酒"之句。明代万历年间，宫廷御制了一种名药酒，后来称为"莲花白"。到了清代，宫廷中用从万寿山白莲池采的白莲花酿成的酒也称为"莲花白"，慈禧太后常将它赏赐给宠爱的大臣。这种用名窑瓷器盛装外面覆盖着黄云缎子的酒，自然不是一般的身价。《太清草木方集要》载：将莲花、藕、莲子三者阴干，一起研成末，每天用温酒送服，能驻颜延年，永葆青春。

大 葱
——通阳解表

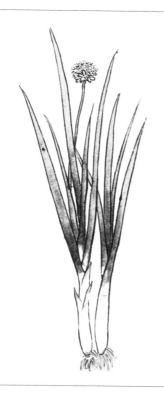

主要成分： 挥发油（主要为蒜辣素，其次是二烯丙基硫醚）、
蛋白质、脂肪、糖类、维生素、胡萝卜素、粗纤维、
烟酸、钙、磷、铁。

性味归经： 味辛，性温，入肺、胃经。

功效主治： 祛风发表，通阳发汗，清肺健胃，消肿解毒。
主治感冒恶寒、头痛鼻塞、身热无汗、阴寒腹痛、
虫积内阻、二便不通、面目浮肿、疮痈肿痛、
跌打创伤。

用法用量： 煎汤、绞汁、捣烂、煮粥或作调味品，每次用
10～30克。

[成分功效]

葱含挥发油有杀菌作用，且当其由呼吸道、汗腺、泌尿道排出时能轻微刺激管道壁的分泌而起发汗、祛痰、利尿作用，并可刺激肾上腺素分泌，能促进脂肪分解而起减肥功效。葱内所含苹果酸和磷酸、糖等能兴奋神经系统，刺激血液循环，促进发汗，并可增加消化液的分泌，有提高食欲的功效。葱所含的维生素和矿物质，还可以促进发育，供给体内大量热能，有利于健康。

现代药理研究表明，葱可抑制白喉杆菌、结核杆菌、痢疾杆菌、链球菌的生长，能诱导白细胞产生干扰素，增强人体免疫功能，提高抵抗病菌侵袭的能力。从葱内提炼出的葱素能防止胃癌细胞生长，预防胃癌。葱还能软化血管，消除凝血块，预防胆固醇在血管壁上沉积，故可用于预防动脉硬化、心脏病、糖尿病。

[美味食单]

葱煮南瓜：京葱4棵，南瓜500克，面酱、姜、酱油、盐、糖、胡椒粉适量。制法：南瓜刨去部分外皮后切块，京葱切段。烧油1汤匙，炒香姜丝，继而加入京葱，再加入南瓜、面酱、调味料和水，约煮10分钟便可装碟食用。本品具有补中益气、温润身体的作用。适用于手脚冰冷、容易疲倦、体乏无力等症。

葱白炖猪脚：葱白30克，豆腐皮4张，猪脚4只。制法：猪脚洗净切开，与葱段一起加入少量食盐，适量水，用大火烧沸后改文火炖熟烂，豆腐皮撕碎加入汤中，煮沸调味后即可食用。可分次吃猪脚喝汤。本品具有补血消肿的作用。适用于心悸气短、头晕眼花、体乏无力等症。

[药用验方]

葱白解表汤：葱白30克，生姜10克，紫苏叶10克，加水1500毫升，煎至300毫升，去渣饮汤。本品具有解毒散热、健胃和中的功效。主治风寒感冒。

葱白通癃熨：大葱500克，食盐500克，麝香0.9克。捣烂拌匀，分2份装入袋中。1包炒热旋转脐上热熨15分钟，再换1包敷15分钟，反复交替进行，直到小便通为止（孕妇禁用）。本品具有通阳开闭的功效。主治癃闭、小便不通等症。

专·家·提·醒

1. 葱煎煮不宜过久。
2. 表虚多汗者不宜食用。
3. 狐臭患者或病已得汗者不可食葱。

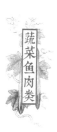

卷心菜

——健胃愈疡

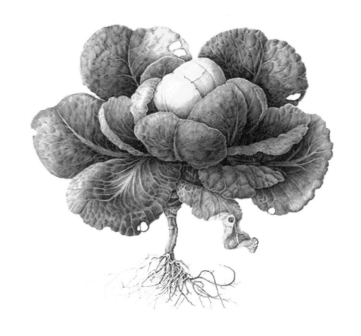

主要成分：蛋白质、脂肪、葡萄糖、芸苔素、多种维生素、胡萝卜素、粗纤维、尼克酸、黄酮醇、花白苷、绿原酸，以及钙、磷、铁等成分。

性味归经：性凉，味甘，入肝、胃、小肠经。

功效主治：健胃益肾，通络壮骨，清热利湿，缓急止痛。主治湿热黄疸、消化道溃疡疼痛、脘腹拘急疼痛、关节不利、虚损、发育迟缓、久病体虚、肢体痿软无力、耳聋健忘等症。

用法用量：做凉菜、绞汁饮、炒食，一般用200～300克。

［成分功效］

现代医药研究发现，包菜所含钾多于钠，可阻止体内液体潴留；含糖量低，几乎不含淀粉，加之所含果胶能和维生素结合，阻止肠内吸收胆固醇及胆汁酸，故糖尿病、胆石症、动脉硬化患者及肥胖人经常服食有益。包菜所含多酚类化合物，可分解苯并芘致癌物质，有抗癌功效。包菜还含有能分解亚硝酸胺的酶，能消除亚硝酸胺的致突变作用，故有一定的抗癌作用。

［美味食单］

海米烧包菜：包菜 500 克，海米 30 克，葱 30 克，姜丝 10 克，精盐 3 克，味精 2 克，白糖 10 克，酱油 10 克，料酒 5 克，鲜汤适量，水淀粉 10 克，香油 10 克，花生油 30 克。制法：先将包菜洗净切成片，放入沸水锅中焯透，捞出沥水。炒勺上火，放入花生油烧至七成热，下葱、姜稍煸，再放入海米、包菜稍炒，加入料酒、酱油、鲜汤、精盐、白糖，炒至汤汁将尽时，放味精，用水淀粉勾稀芡，淋上香油，出勺装盘即成。特点：酥烂鲜香，碧绿红亮。具有健脾和胃、补肾壮阳的作用。适用于食欲不振、体乏无力、阳痿早泄等症。

包菜炒牛肉：包菜 300 克，瘦嫩牛肉 100 克，植物油 50 克，酱油 20 克，精盐 3 克，料酒 5 克，葱花 4 克，姜末 4 克，水淀粉 10 克。制法：先将瘦嫩牛肉自横断面切成丝，装碗内，用酱油、料酒、水淀粉上浆；包菜洗干净，切成 3 厘米长的段，用开水烫一下，捞出用凉水过凉，控净水分。炒勺上火，放油烧热，下葱花、姜末炝勺，再放入牛肉丝，用旺火滑熟后盛起待用。再将包菜下油勺煸炒，加入精盐调味，倒入炒过的牛肉丝，并加入余下的酱油、料酒，急炒几下即成。特点：脆嫩爽口，清香鲜美。具有补气益脾、消肿解毒的作用。适用于胃痛、腹痛、消化道溃疡等病症。

［药用验方］

包菜愈疡汤：包菜 500 克捣烂取汁，乌贼骨 15 克，浙贝母 10 克，蜂蜜 30 克。将乌贼骨、贝母水煎，取药液 200 毫升，兑入包菜汁、蜂蜜，分三次温服，一日一剂，四周为一个疗程。本品具有健胃愈疡的功效。主治胃及十二指肠溃疡、溃疡性结肠炎等病症。

·专·家·提·醒·

包菜性凉，脾胃虚寒泄泻者不宜食用。

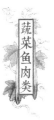

鸭 肉

——滋阴清肺
附：鸭蛋

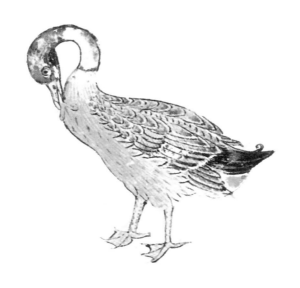

主要成分：蛋白质、脂肪、糖类、多种维生素、烟酸，以及钙、
　　　　　　磷、铁等成分。

性味归经：性微凉，味甘咸，入脾、胃、肺、肾经。

功效主治：补气利水，滋阴清热，化痰止咳，补血养胃。
　　　　　　主治虚劳骨蒸、咳嗽、咽干、水肿、小便不利等症。

用法用量：煮食或熬汤，用量60~500克。

[药用验方]

清炖雄鸭: 青头雄鸭 1 只,取肉切块,加水煮至肉烂熟,略加食盐调味,吃肉喝汤。盖以厚被,使患者出汗为佳。具有补气滋阴的作用。适用于慢性肾炎、水肿等症。

白凤膏: 活白鸭 1 只,大枣肉 120 克,参苓平胃散 60 克(纱布包),黄酒 500 克。先用适量黄酒烫温,将鸭颈割开,使血滴酒中,搅匀饮用。再拔去鸭毛,于肋边开孔,取去肠杂,拭干,将大枣、参苓平胃散填入鸭腹,用线扎定,置砂锅内,加水和酒适量(酒分 3 次添入),以小火煨炖熟透,并使汁液收尽。食鸭和大枣。具有滋阴清肺、化痰止咳的功效。适用于气短乏力、咳嗽、吐痰、咯血、低热等症。

专·家·提·醒

1. 脾虚腹泻者不宜食鸭肉。
2. 鸭肉肥腻,多食滞气、滑肠。
3. 外感未清者忌食鸭肉。

鸭 蛋

鸭蛋为鸭科动物家鸭的卵,又称鸭子,比鸡蛋略大。鸭蛋性凉味甘,入心、肺经。具有滋阴清热、养血润肺、平肝止泻的功效。主治咳嗽少痰、咽干口渴、咽痛齿痛、头痛眩晕、泄痢等症。常煎汤、煮食或开水冲服,1~2个。亦可盐腌煮食,还可加工成咸蛋或皮蛋。鸭蛋的营养成分与鸡蛋近似,蛋白质含量虽不及鸡蛋,而糖类和铁的含量则相对较高,适合老年人食用。

食用方法:①鸭蛋打碎搅散,以沸水冲后放少许白糖,连服数日,可清肺火、治喉痛、止咳嗽。②鸭蛋 1 只,打碎搅散,加入少许生姜汁,加蒲黄 10 克,以水煎数沸,每日早晚空腹各食 1 次,连服数日,治妇人胎前产后赤白痢。③鸭蛋 2 只,生地黄 50 克,入水同煮至蛋熟,剥去蛋壳后,再煎片刻,以冰糖调味,吃蛋饮汤,能清热滋阴、生津养血,治虚火牙痛、阴虚致手心足心发热。④咸鸭蛋 2 只,牡蛎肉干制品 100 克,粳米 200 克,如常法煮粥食用,治虚火上升、牙痛咽痛、神经衰弱、长夜失眠。⑤咸鸭蛋 2 只,韭菜 30 克,盐少许,煮熟后,空腹吃蛋,治风寒、风火牙痛。

鸭蛋性凉不宜多食。脾阳不足、寒湿泻痢及气滞食积者忌食鸭蛋。

带 鱼

——补益健身

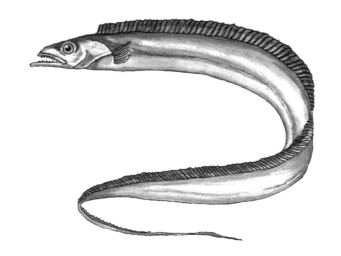

主要成分：蛋白质、脂肪、糖类、硫胺素、核黄素、尼克酸、烟酸、灰分，以及维生素A、钙、磷、铁、碘等营养成分。

性味归经：性温，味甘，入脾、胃经。

功效主治：养肝补血，和中开胃，补虚益肾。主治病后体虚、气短乏力、食少羸瘦、皮肤干燥、毛发枯黄或产后乳汁不足等症。

用法用量：炸食、煮食或蒸食，一般用量200～500克。

［成分功效］

带鱼的鳞退化成表皮银膜，称带鱼银鳞，含较多卵磷脂，被人体吸收后首先分解成胆碱，因此老年人吃有鳞的带鱼可增强记忆力，减少脑细胞死亡。带鱼经酸化处理，从鳞中提取 6-硫代鸟嘌呤，可治疗急性白血病、胃癌、淋巴瘤；鳞中所含不饱和脂肪酸，能增强细胞活力，使皮肤细嫩光洁。有学者用鳞油治小孩头发枯黄，可使头发变得黝黑。

［药用验方］

带鱼糯米羹：带鱼 100 克，糯米 200 克，加水和调味品蒸熟服。具有补益气血的作用。适用于病后体虚者。

带鱼木瓜汤：鲜带鱼 250 克，木瓜 250 克，煎汤服。具有补血通乳的作用。适用于产后乳汁不足等症。

带鱼保肝油：带鱼 500 克，蒸后取上层油，同女贞子 60 克混合，加水蒸 20 分钟，取汁饮服。具有补益养肝的功效。可用于迁延型肝炎、慢性肝炎的辅助治疗。

带鱼升陷汤：带鱼 120 克，黄芪 60 克，炒枳壳 15 克，升麻 15 克，人参 15 克，水煎去药渣，吃肉喝汤。具有补益气血、和中举陷的功效。主治由气虚所致气短乏力、胃下垂、脱肛等症。

专·家·提·醒

1. 体胖有痰者不可多食带鱼。
2. 带鱼属发物，麻疹、风疹、瘙痒、咳嗽、气喘患者不宜食用。
3. 带鱼不宜与牛油、羊油同食。

牛 肉

——补气强身

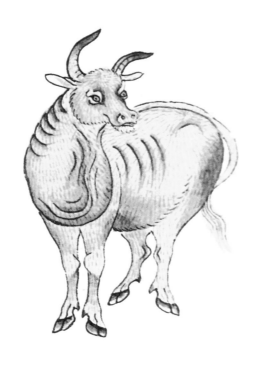

主要成分： 蛋白质、脂肪、胆留醇、维生素 B_1、维生素 B_2，以及钙、磷、铁等成分。

性味归经： 味甘，水牛肉性凉，黄牛肉性温，入脾、胃经。

功效主治： 健脾补胃，益气养血，强壮筋骨。主治少食痞积、消渴水肿、虚劳羸瘦、筋骨不健、腰膝痿软、面色萎黄、畏寒怕冷、手术后创口久不愈合等症。

用法用量： 煮食、煎汤或入丸剂。一般用量 100 ~ 150 克。

[成分功效]

牛肉含蛋白质较多，高于猪肉，蛋白质中的氨基酸甚多，而含脂肪较少。牛肉的化学组成因牛的种类、性别、年龄、生长地区、饲养方法、营养状况、躯体部位等而不同，其成分含量差距很大。大体上每100克（牛肉食部）含蛋白质20.1克，脂肪10.2克，维生素 B_1 0.07毫克，维生素 B_2 0.15毫克，钙7毫克，磷170毫克，铁0.90毫克，胆甾醇125毫克。牛肉蛋白含人体必需氨基酸甚多，故其营养价值很高。

[美味食单]

牛肉炖山药：牛肉250克切块，山药250克。加水适量，小火炖至烂熟，酌加食盐调味，饮汤食肉。本品具有补气健脾的作用。适用于虚损羸瘦、体倦乏力等。

牛肉浓汁：牛肉1000克，切成小块，加水适量，用小火煮成浓汁，少加食盐调味，时时饮用。本品具有补益气血的作用。适用于病后虚劳羸瘦、食少气怯、腰膝酸软及消渴、水肿等症。

[药用验方]

牛肉健脾汤：牛肉150克切块，山药30克，莲子15克，茯苓15克，红枣20克，当归15克。上料加水以小火炖烂，调味，分次吃肉喝汤。具有健脾补血的功效。主治脾胃虚弱、气血不足、虚损消瘦、体倦乏力、面浮足肿、小便短少等症。

牛肉温中汤：牛肉150克，生姜15克，荜茇10克，陈皮10克，草果10克，高良姜10克。上料加水煮沸后改小火煮至牛肉熟，喝汤吃肉。本品具有健脾温中的功效。主治脘腹隐痛有冷感、不思饮食、体乏无力、畏寒肢冷等症。

[传说趣事]

牛肉补气功同黄芪：肉类中以牛肉营养丰富，价值最高，一般人常食牛肉，具有补气健身的作用，因此古有"牛肉补气，功同黄芪"之说。牛肉专补脾胃之气，中医认为气血精液皆由脾胃而化生，因此补脾胃既能补五脏，养精血，强筋骨，又有益于身体健康。

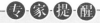

专·家·提·醒

阴虚内热者不宜食牛肉。

羊 肉

——益气暖肾

附：羊血 羊肝 羊肾 羊肺 养胆 羊肚 羊髓

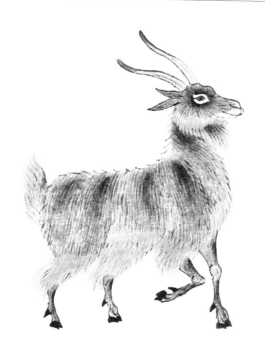

主要成分： 蛋白质、脂肪、糖类，以及钙、磷、铁、胆甾醇、
尼克酸、维生素。

性味归经： 性温味甘，入脾、胃、肾经。

功效主治： 益气健脾，温中暖肾。主治食少反胃、泄痢、
虚劳羸瘦、腰膝酸软、寒疝阳痿、产后虚羸少气、
缺乳等症。

用法用量： 煮食或煎汤，用100~250克。或入丸剂。

[美味食单]

酱羊肉： 羊肉 1000 克，生姜 30 克切片，加水、酱油、盐、五香粉同煮熟，冷却后切片装盘吃。具有补中暖肾的作用。适用于脾胃虚寒、里急腹痛或气血不足、产后腹冷痛等症。

大蒜羊肉： 羊肉 500 克煮熟切片，大蒜 30 克捣烂，以适量煎熟的食油或熟油、辣椒、酱油、盐等拌食。具有温肾健脾的作用，适用于肾虚阳痿、腰膝酸软、遗尿或尿频、食欲不振等症。

[药用验方]

当归生姜羊肉汤： 羊肉 250 克（切块），当归 30 克，生姜 30 克，加水煮至羊肉烂熟，去滓喝汤吃肉。具有健脾温中的功效。主治脾胃虚寒、胃痛腹痛、胁痛、畏寒肢冷、不思饮食等症。

·专·家·提·醒·

1. 羊肉与萝卜同煮，不仅可去膻臊味，还能发挥特有的美味，有利于营养摄入吸收。
2. 外感时邪或阴虚内热或有宿热者禁服羊肉。
3. 孕妇不宜多食羊肉。
4. 羊肉因性温偏热，暑天不宜多食。

羊血 羊肝 羊肾 羊肺 羊胆 羊肚 羊髓

羊血： 性味咸平。具有补血止血的功效，主治吐血、衄血、便血、产后血晕、胸闷，并可下胎衣。

羊肝： 味甘苦性凉。具有补肝益血明目的功效。主治肝虚目暗昏花、青盲雀目、血虚面色萎黄、虚劳羸瘦。

羊肾（羊腰子）： 性味甘温。具有补肾气、益精髓的功效。主治肾虚劳损、耳聋耳鸣、腰脊痛、脚膝无力、小便频数等症。

羊肺： 性味甘平。具有补肺气、利水道的功效。主治肺虚肺燥咳嗽日久、消渴尿多及小便不利等症。

羊胆： 味苦性寒。具有清肝胆、解毒热的功效。主治肝火暴赤目疾、青盲翳障、黄疸及疮疡肿毒、尿赤便秘等症。

羊肚： 性味甘温。具有补虚健胃的功效。主治虚劳不足、不思饮食、手足烦热、尿频、自汗等症。

羊髓： 性味甘温。具有补肾益髓的作用。主治虚劳体弱、腰膝软、肺痿咳嗽、骨蒸消渴、毛悴肌燥等症。

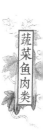

螃 蟹

——化痰散结
附：海螃蟹

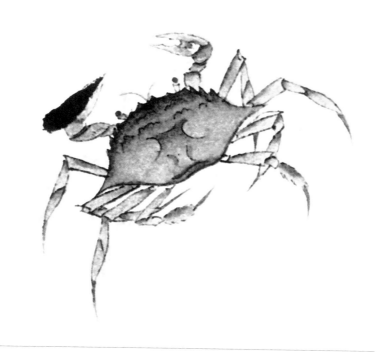

主要成分：蛋白质、脂肪、糖类、维生素A、硫胺素、核黄素、胡萝卜素、灰分、水分、十余种游离氨基酸，以及钙、磷、铁等成分。

性味归经：性寒，味甘、咸，入肝、胃经。

功效主治：清热化痰，通经散结，消肿解毒，滋阴补髓。主治产后腹痛、眩晕健忘、腰酸腿软、风湿性关节炎、湿热黄疸、痈肿疔毒、漆疮、疥癣、冻疮等症。

用法用量：蒸食、酒浸、油炸、煎汤或烧存性研末，或入丸散。一般用量100~500克。

[药用验方]

螃蟹粥：鲜河蟹 200 克，洗净，捣烂，加水与粳米一两、生姜 5 片同煮粥，加少许盐调味即可。具有清胃消食的作用。适用于食欲不振、消化不良等症。

酒浸生蟹：鲜河蟹 500 克、捣烂，将黄酒煨热，温浸螃蟹 20 分钟左右，取汁多次饮之，并用其渣敷患处。具有通经消肿的作用。适用于骨折脱臼、挫伤肿痛等症。

螃蟹丸：螃蟹 500 克，烧存性，研末，酒糊为丸如梧桐子大小。每次服用 30 丸，每日 2 次，米汤送服。具有清化湿热的功效。主治湿热黄疸等症。

螃蟹山楂散：螃蟹 100 克，山楂 100 克，焙干，共研细末。每次 6 克，白酒送服。具有通经化痰、消肿止痛的功效。主治妇人产后血瘀枕痛等症。

专·家·提·醒

1. 螃蟹性寒，应佐姜末或热酒以制其寒性。
2. 脾胃虚寒者慎用，孕妇及腹泻者忌食。
3. 螃蟹不宜与柿子、西红柿同食，否则易引起柿结石。
4. 死螃蟹不能吃。因死螃蟹胃内有大量病菌繁殖，吃后易中毒。

海螃蟹

海螃蟹又叫梭子蟹，为梭子蟹科动物三疣梭子蟹及锯缘青蟹的通称。海螃蟹生活于我国沿海水域，栖息于泥沙海底，春秋为生产旺季。海螃蟹的蛋白质含量高于河螃蟹，还含脂肪、糖类、硫胺素、烟酸，又有一定量的维生素及钙、磷、铁。海螃蟹以体重肥大、壳面无损、色泽鲜艳、背青腹白、腿螯连接蟹体牢固者为佳。4、5、9 月，雌蟹产卵，肌肉瘦弱，宜选食雄蟹；而 10 月雄蟹发情交配，逐渐变瘦，此时雌蟹受精长膏肥壮，应选食雌蟹。按不同时令择食优质梭子蟹，则肉多黄多味美，可蒸、炒、糟、醉、腌。如取梭子蟹揭壳去鳃、胃，切成数块，入旺油锅炸熟，倒入调过葱、姜、酒等佐料的蛋液，快速翻炒，既使鲜香的蟹味与蛋液混合，又使蛋液裹住蟹肉，色泽诱人，风味独特。海螃蟹性寒味咸，具有活血散瘀、消炎解毒、补肾固精的功效。主治风湿性关节炎、乳腺炎、产后血闭、漆疮、疮毒、跌打损伤、冻伤等症。蟹壳洗净晒干，亦可加工入药疗疾。

鲤 鱼

——下乳消肿

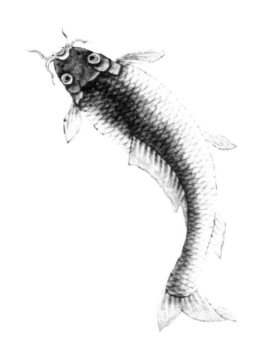

主要成分：蛋白质、脂肪、钙、磷、铁等成分。

性味归经：性平，味甘，入脾、肾、胃、胆经。

功效主治：补脾健胃，止咳退黄，利水消肿，下气通乳。主治食欲不振、小便不利、水肿黄疸、咳嗽气逆、胎动不安、乳汁不通等症。

用法用量：用100~500克煮汤，或烧焙为末调服，或烧灰和醋外敷治痈。

〔成分功效〕

鲤鱼含蛋白质 17% 以上，夏日含量最为丰富，故民间有"春鳜夏鲤"之称。

每 100 克鲤鱼约含水分 77 克、蛋白质 17.3 克、脂肪 5.1 克、灰分 1 克（其中钙 25 毫克，磷 175 毫克，铁 1.6 毫克）。鲤鱼现已作为提取二十碳五烯酸（EPA）和二十二碳六烯酸（DHA）的主要原料。EPA、DHA 的主要药理作用有降血脂、抗血栓、降低血黏度、对抗 ADP 诱导的血小板聚集等。

〔药用验方〕

鲤鱼赤小豆汤：鲤鱼 500 克洗净刮鳞去肠杂，赤小豆 60 克，陈皮 10 克，生姜 10 克。将赤小豆用水煮开后，放入鲤鱼、生姜、陈皮一同煮熟，调味，每日早饭时趁热服。具有利尿消肿的作用。适用于脾虚水肿、脚气病人服食（现用于门静脉性肝硬化伴浮肿或腹水，以及慢性肾炎水肿）。

鲤鱼荸荠汤：鲤鱼 250 克，荸荠 60 克，鸡内金 15 克，胡椒 15 克，生姜 15 克，加水共煮汤服。具有补脾健胃的作用，适用于胃痛、胸前胀痛、消化不良等症。

鲤鱼通乳汤：鲤鱼 1 条（约 500 克）洗净、刮鳞、去肠杂，生黄芪 30 克，路路通 30 克，王不留行 30 克，当归 15 克，加水共煮约 60 分钟，兑黄酒 60 毫升，混匀，吃鱼喝汤。具有补气通乳的功效。主治产后乳汁不通等症。

专·家·提·醒

1. 鲤鱼不可与鸡、猪肝、狗肉、芋芥、青豆同食。
2. 鲤鱼胆汁有毒，因此，吃鲤鱼必须除胆和内脏，否则，有可能中毒。

芋 头

——补中散结

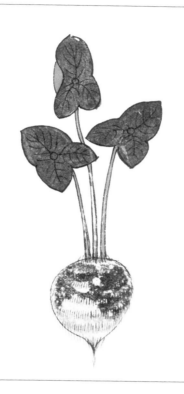

主要成分：蛋白质、淀粉、糖类、脂肪、多种维生素、胡
萝卜素、尼克酸、黏液、皂芋头素，以及钙、磷、
铁、钾等成分。

性味归经：性平，味甘、辛，入胃、肠经。

功效主治：消瘀散结，补虚调中，益胃宽肠。主治中气不足、
虚弱乏力、瘰疬结核、久痢便血、痈毒等症。

用法用量：煮食、煮粥、煎汤或研末作丸、散，每次用
100～500克。

〔成分功效〕

芋头的含氟量较高，故对饮用水中含氟量较低的地区，可适量多吃芋头，以弥补氟的不足，对预防龋齿有益。近年还发现芋艿含微量元素铜，很适于老幼、胃弱、恢复期病人食疗。芋头所含丰富的钾为人体重要矿物质元素之一。以芋艿为主药制成的芋艿丸，还可辅助治疗各种癌症。

〔美味食单〕

芋头猪肺汤：芋头 250 克，猪肺 1 具，生姜 10 片，陈皮 10 克。芋头刮去皮毛，水洗，切小块；猪肺用清水灌洗切块，一同放入锅加水同煮至烂熟，放胡椒、食盐等调味服食。本品具有补虚调中的作用。适用于体弱乏力、老年性慢性气管炎者。

芋艿粥：干芋头 100 克，同粳米 60 克加水煮粥食。本品具有化瘀散结的作用。适用于淋巴结核和慢性淋巴结炎等症。

鲤鱼芋头羹：鲜芋头 250 克，鲤鱼 500 克，加水同煮至熟，放胡椒、香油、食盐调味服食。本品具有补中益胃的作用。适用于脾胃虚弱、食欲不振、虚劳乏力等症。

〔药用验方〕

芋艿丸：生芋艿头 3 千克，研细，另用陈海蜇 300 克（洗去盐），荸荠 300 克，后二味加水煮烂去渣，和入芋艿粉制成如绿豆大丸，以温水送服，每服 3～6 克，一日 2～3 次。本品具有消瘀散结的功效。主治瘰疬结核等症。

芋姜止痛糊：芋头 100 克，生姜 50 克。芋头捣烂，生姜绞汁，加适量面粉搅成糊状，外敷痛处。本品具有活血止痛的功效。主治腰痛、乳腺炎、坐骨神经痛等症。

专·家·提·醒

1. 生芋头麻口、刺激咽喉，不可服食。但可入丸、散。

2. 芋头多食滞气困脾，不可多食。

3. 芋头黏液含皂角苷，皮肤触及易致瘙痒，可取生姜轻拭或火烘局部，即可止痒。

4. 凡单独用生鲜芋头外敷或擦而引起皮肤炎肿反应者，以生姜捣汁，轻轻擦拭即可解除此症。

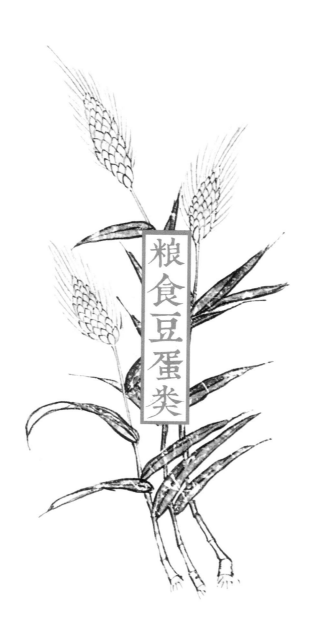

粮食豆蛋类

大 米

——健脾益胃

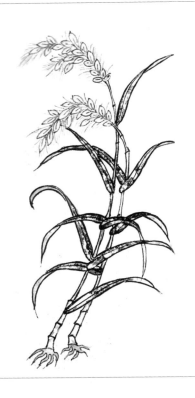

主要成分： 淀粉、蛋白质、少量脂肪、B族维生素、多种有机酸、葡萄糖、麦芽糖、果糖，以及钙、磷、铁。

性味归经： 性平，味甘，入脾、胃经。

功效主治： 补中益气，健脾和胃，养阴生津，除烦解渴，止泻止痢。主治体虚瘦弱、热病烦渴、不思饮食、眼目昏花、筋骨不利、霍乱吐泻等症。

用法用量： 煮粥、煮饭或研粉做其他食品，一般用量为60~250克。

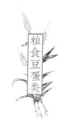

〔成分功效〕

大米的主要营养成分为淀粉，含量高达75%。大米蛋白质中的氨基酸组成接近人体需要，利用率高于其他谷类，最宜与赖氨酸含量较多的豆类混合食用。

〔美味食单〕

扬州八宝饭：米饭1碗，广东香肠10克切碎，鸡蛋1个炒熟切碎，豌豆10克煮熟，胡萝卜6克切碎，水发黑木耳10克切碎，黄瓜15克切成小丁，虾仁10克煮熟切碎，大葱20克切末。制法：锅中倒入1大匙花生油，烧热，放入葱末，炒出香味，再放米饭和其他菜翻炒，加少许盐调味即可食用。本品具有补中益气、健脾和胃的作用。适用于病后体弱、食欲不振等症。

〔药用验方〕

米汤止泻饮：大米500克，水煮取米汤，分多次频服。本品具有健脾开胃，增液生津的功效。主治大便泄泻、腹痛肠鸣、体乏无力等症。

专·家·提·醒

津枯口渴者不宜食炒米饭。

小 麦
——养心健脾

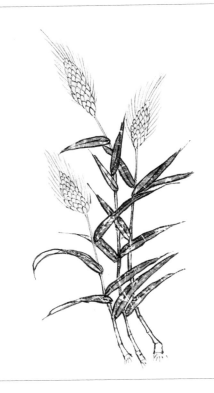

主要成分： 淀粉、蛋白质、糖类、糊精、脂肪、B族维生素、粗纤维、硫胺素、核黄素、胆碱、卵磷脂、精氨酸，以及钙、磷、铁、镁、锌。

性味归经： 性凉，味甘，入心、脾、肾经。

功效主治： 养心养肝，健脾益肾，除热止渴。主治妇女脏躁、精神不安、烦热消渴、泄泻痈肿、外伤出血、烫伤等症。

用法用量： 煎汤或煮粥，60～100克。小麦面冷水调服或炒黄温水调服，并可制成多种面食。

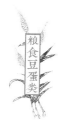

〔成分功效〕

小麦所含淀粉、脂肪与粳米相近，蛋白质含量远高于粳米。小麦维生素 E 的含量最为丰富。所含脂肪油主要为油酸、亚油酸、棕榈酸、硬脂酸的甘油酯，钙的含量为粳米的 9 倍。又有帮助消化的淀粉酶、麦芽糖酶、蛋白酶。麦胚含植物凝集素。小麦提取物有镇痛及抗病毒作用。

〔药用验方〕

甘麦大枣汤：甘草 10 克，小麦 10 克，大枣 10 枚，加水煎汤服。本品具有养心宁神的作用。适用于妇女脏躁，症见精神恍惚、时常悲伤欲哭、心中烦饥、睡眠不安，即现代医学诊断为精神病、更年期综合征或神经衰弱辨证属于心阴不足者。

小麦粥：小麦 100 克，加水煮成稀粥，分 2 ~ 3 次服用。本品具有健脾止渴的作用。适用于烦热消渴、口干咽干、食欲不振等症。

小麦通草汤：小麦 30 克，通草 10 克，车前子草各 10 克，海金砂 10 克，加水煎汤服。本品具有益肾通淋的功效。主治老人小便淋沥、身热腹满、滞涩不通、烦热不安等症。

麦枣宁神汤：小麦 15 克，酸枣仁 15 克，红枣 10 枚，甘草 5 克。水煎服，每日 1 剂。具有养心安神的功效。主治神志不安、睡卧不宁、失眠多梦等症。

专·家·提·醒

小麦碾成面粉易生虫，应放置在阴凉、干燥、通风处。

小 米

——健脾补胃

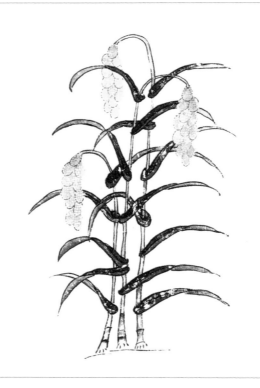

主要成分：淀粉、蛋白质、糖类、脂肪、谷氨酸、脯氨酸、
　　　　　丙氨酸、钙、磷、铁、镁、硫胺素、核黄素、
　　　　　尼克酸。

性味归经：性凉，味甘、咸，入肾、脾、胃经。

功效主治：益脾和胃，滋阴养肾，除湿热解毒，止痢利小便。
　　　　　主治脾胃虚热、反胃呕吐、食不消化、脾虚腹泻、
　　　　　烦热口渴、腰膝酸软、热结膀胱、小便不利等症。

用法用量：煮粥、蒸饭或煎汤，或作丸剂服，30～60克。

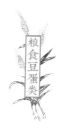

[成分功效]

小米脱壳种子和带壳种子的干品分别含淀粉 63.27% 与 77.58%，蛋白质、糖类含量与粳米相近，蛋白质 2.41% /2.72%，还原糖 2.03% /1.98%，脂肪 1.41% /1.68%，总氮 2.48% /2.79%，灰分 3.15% /1.85% 等。蛋白质中有谷蛋白、球蛋白、醇溶蛋白，含多量谷氨酸、脯氨酸、丙氨酸；脂肪中含不皂化物、固体脂肪酸、液体脂肪酸。小米还含多于粳米的钙、磷、铁、镁、硫胺素、核黄素、尼克酸。

[美味食单]

小米粥（饭）：小米 60~250 克，加水煮粥食或煮熟作饭食。具有滋阴养胃的作用。适用于胃热口渴口干、不思饮食等症。常食有益。我国北方农村产后"坐月子"有喝小米粥的习俗。小米粥亦可为药物治疗的辅佐。

[药用验方]

粟米丸：粟米 60 克，山药 30 克，茯苓 30 克。炒熟共磨成细末，水泛为丸，大小如梧桐子，每次用 6 克，空腹米汤服下。本品具有健脾开胃的功效。主治脾胃虚热、食不消化、反胃呕逆等症。

专·家·提·醒

小米易发霉，应放置在密闭、通风、干燥处。

赤小豆
——利尿消肿

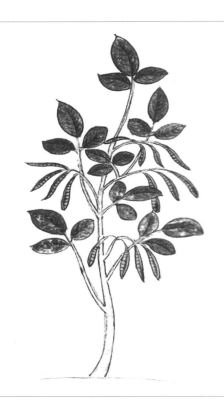

主要成分： 淀粉、蛋白质、糖类、脂肪、维生素、烟酸、硫胺素、核黄素、尼克酸、钙、铁、磷、钾、镁等成分。

性味归经： 性平，味甘、酸，入心、小肠经。

功效主治： 利水消肿，解毒排脓，和血退黄。主治水肿、脚气、黄疸、泻痢、痈肿、便血等症。

用法用量： 9～30克，入汤、丸、散，也可煮粥食用。外用适量，生研调敷。

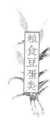

［成分功效］

赤小豆富含淀粉，蛋白质含量约为粳米 3 倍，糖类较高，磷、钾、镁甚高，而脂肪甚少。还含维生素、烟酸、硫胺素、核黄素、尼克酸、钙、铁、磷等成分。

现代药理研究表明，赤小豆对金黄色葡萄球菌、痢疾杆菌、伤寒杆菌有明显抑制作用，所含糖类可使肝脏免受有害因子侵袭，保护肝脏正常解毒功能。

［美味食单］

赤豆粥（《妇人良方》）：赤小豆 60 克，粳米 60 克，加水煮成稀粥。本品具有养血通乳的作用。适用于妇女气血不足、乳汁不下等症。

苦酒赤豆散（《肘后方》）：赤小豆 100 克，用醋一茶盅，煮豆至熟，取出晒干，再入适量米酒中浸渍至酒尽，经干燥后研为细末。每次 6 克，米酒送服，一日 3 次。本品具有消肿解毒的作用。适用于痔疮瘀肿疼痛、大便带血等症。

［药用验方］

赤豆桑白皮汤（《本草拾遗》）：赤小豆 60 克，桑白皮 30 克，加水煎汤煮，去桑白皮，饮汤食豆。本品具有健脾利水消肿的功效。主治脾虚水肿或脚气、小便不利等症。

茅根煮赤豆（《肘后补缺方》）：白茅根 250 克，赤小豆 250 克，加水煮至水干，除去白茅根，将豆分数次嚼食。具有健脾利尿的功效。主治水肿、小便不利等症。

专·家·提·醒

凡津血枯燥及形体消瘦者不宜多食赤小豆。

白扁豆

——健脾消暑

附：扁豆衣　扁豆花

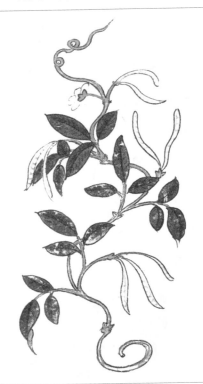

主要成分：蛋白质、维生素B、维生素C、胡萝卜素、水苏糖、
　　　　　麦芽糖、棉籽糖、多糖及钙、磷、铁等成分。
　　　　　其种子脂肪油含棕榈酸、亚油酸、硬脂酸等。

性味归经：味甘，性微温，入脾、胃经。

功效主治：健脾化湿，和中消暑。主治脾胃虚弱及暑湿伤
　　　　　中所致的食欲不振、胸腹满闷、呕吐、腹泻便溏、
　　　　　体倦乏力，以及妇女脾湿下注白带过多等症。

用法用量：水煎服，10～20克，亦可入丸散。扁豆用于
　　　　　脾虚水湿不运之水肿，可单用研末服或煎汤饮。
　　　　　治暑湿宜用生扁豆；脾虚夹湿、消化不良者，
　　　　　可炒香用。

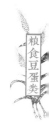

〔成分功效〕

对痢疾杆菌有抑制作用,对食物中毒引起的呕吐、急性胃肠炎有解毒作用。体外试验有抑制肿瘤细胞生长的作用。

〔药用验方〕

扁豆粥:嫩扁豆 20 克,粳米 60 克,山药 150 克,红枣 10 克,加水煮粥,调入白糖食用。本品具有健脾补中的作用,适用于小儿营养不良、食欲不振、体弱消瘦等症。

香薷饮(《局方》):香薷 5 克,炒白扁豆 15 克,厚朴 5 克,水煎服。主治暑天胃肠型感冒、暑热头痛、寒热烦躁、口渴欲饮、心腹疼痛、纳少吐泻等症。

专·家·提·醒

1. 风邪束表、毒热炽盛、食积作泻者均不宜食用白扁豆。

2. 大剂量、长时间生用白扁豆可引起中毒,出现头昏、恶心、呕吐、腹泻,严重者则引起心律不齐的中毒症状。所以,白扁豆必须炒透煮熟食用,水煎 1 小时以上较安全。

扁豆衣 扁豆花

扁豆衣:扁豆衣为扁豆之干燥种皮,功效略逊于扁豆,然无壅滞之弊,多用于脾虚有湿、暑湿吐泻及下肢浮肿等症。用量宜大些,20 ~ 30 克煎服。

扁豆花:扁豆花为扁豆之花,其功能可消暑化湿,多用于暑湿吐泻、头昏不爽等症。《温病条辨》中常用此药,如清络饮、新加香薷饮等方。用量 5 ~ 10 克煎服。

玉 米

——健胃利尿

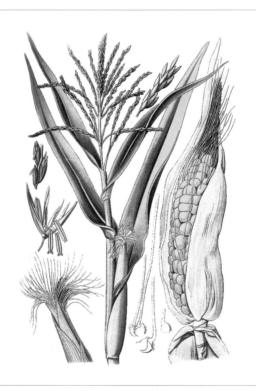

主要成分： 淀粉、蛋白质、脂肪、胡萝卜素、果胶、钙、磷、铁、镁、油酸、卵磷脂、谷氨酸、谷胱甘肽、维生素（A、B、E）等。

性味归经： 性平，味甘，入胃、大肠经。

功效主治： 调中健胃，益肺宁心，降血脂，降血糖，利尿，利胆退黄。主治脾胃不健、食欲不振、饮食减少、水湿停滞、小便不利或水肿、高脂血症、冠心病等症。

用法用量： 煎汤用 30～60 克，煮食或磨粉煮粥、做饼适量。

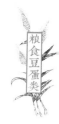

〔成分功效〕

玉米含淀粉达 61% 以上，蛋白质、脂肪含量亦高于粳米。玉米含油量较多，可制作优质食用油，人体吸收率高达 97% 以上。玉米油中的脂肪酸如棕榈酸、硬脂酸、亚油酸，均为人体各组织所必需的营养物质。但因玉米中缺乏氨基酸，不宜单独长期食用，需同米、麦、豆类混食，方能充分发挥营养作用。

玉米所含谷胱甘肽及矿物质元素镁，可抑制癌细胞形成；所含亚油酸、卵磷脂、维生素 E，能降低血胆固醇、防止血管硬化、抗衰老。若以乳酸菌发酵玉米粉，形成高分子乳酸聚合体，即神奇的玉米塑料，可制成体内植入物如骨钉、骨片、骨针、手术缝合线，起到固定作用后，在体内自然消化，可免除病人多次手术的痛苦。

〔美味食单〕

玉米面粥： 玉米粉 60 克，加入沸水中煮熟，服用。具有健胃降浊的作用，适用于高血压病、高脂血症、冠心病患者辅助治疗。

玉米雪梨汤（《食疗本草学》）： 老玉米 60 克，雪梨 60 克切碎，加水煎汤服。具有健胃消食的作用，适用于脾胃不健，消化不良，饮食减少或腹泻等症。

〔药用验方〕

玉米饮： 老玉米 30 克，玉米须 30 克，车前子草各 30 克，白茅根 30 克。加水适量，煎汤代茶饮服。具有补中利尿的功效，主治慢性肾炎、水肿、小便不利等症。

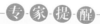

专·家·提·醒

玉米粉易受潮发霉，宜放置在阴凉、干燥、通风处。

黄 豆

——补虚宽中

附：豆腐 黄豆芽 豆浆

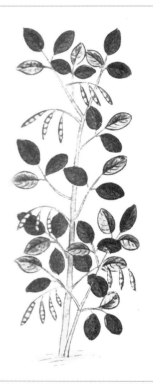

主要成分： 蛋白质、脂肪、B族维生素、胡萝卜素、大豆皂苷、大豆黄酮苷、丁香酸、烟酸、叶酸、胆碱，以及钙、磷、铁、钾、钠等。

性味归经： 味甘，性平，入脾、胃、大肠经。

功效主治： 宽中导滞，健脾利水，解毒消肿。主治疳积泻痢、腹胀羸瘦、贫血、营养不良、湿痹拘挛、水肿、小便不利、妊娠中毒、食物中毒、疮痈肿毒、肺痈（肺脓疡）等症。

用法用量： 水煎服或研末、炒食，30～90克。

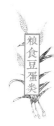

〔成分功效〕

现代药理研究表明，黄豆所含大豆碱可抑制体内脂质过氧化，有抗衰延寿作用；大豆碱及大豆素可明显增加冠状动脉及脑血流量，降低心肌耗氧量及冠状动脉血管阻力，改善心肌营养。黄豆中属于 B 族维生素的胆醇、脂醇的含量特别高，多吃黄豆食品对防治脂肪肝、肝硬化也有良好的作用。黄豆还能助消化和防治糖尿病。黄豆中亚油酸是人体最重要的必需脂肪酸，可促进幼儿发育，对成年人则可降低血压和血中胆固醇，防治冠心病和高血压。黄豆含有人体必需的 8 种氨基酸，还含有较丰富的天门冬氨酸、谷氨酸及微量胆碱，可促进脑神经发育、增强记忆力。

〔美味食单〕

炒黄豆：黄豆 500 克，炒熟，每次吃 15 克，每日 2 次，连服 8 周。具有健脾宽中降浊的作用，适用于肢体乏力、高血脂、高血糖等症。

五香豆：黄豆 500 克，加五香粉煮熟焖干，酌量常食。具有补气健脾的作用，适用于老人骨质疏松、儿童生长发育营养不良等症。

豆腐鲫鱼汤：豆腐、鲫鱼各 250 克，煮汤调味服食。具有补气催乳的作用，适用于产妇乳少等症。

〔药用验方〕

健脾消肿散：黄豆 250 克，花生 100 克，麦芽 50 克，鸡内金 50 克，炒熟研末，加白糖 50 克，混合均匀。每次服 15 克，每日三次，米汤送服。具有健脾利尿的功效，主治脾虚水肿、营养不良性水肿等症。

黄豆疗痹汤：黄豆 30 ~ 60 克，加水煎汤服。可用于治湿热痹痛、筋脉拘挛等症。

———— 专·家·提·醒 ————

1. 黄豆炒食往往产生壅气，以煮食为宜。
2. 黄豆不易消化，食用过多，易引起脘腹胀满。

豆腐 黄豆芽 豆浆

豆腐：豆腐是大豆水浸胀发后，带水磨碎，滤渣煮沸成豆浆，经石膏或盐卤点入后，凝结成豆腐花，再以布包裹，挤出水分而成豆腐。豆腐味甘淡性凉。入脾、胃、大肠经。具有益气和中、润燥生津、清热解毒的功能。用法：①用豆腐500克，芥菜25克，咸榄5只，生姜10克，水煎服。主治感冒口苦、口干。②豆腐1块放入碗中，在豆腐中间挖一小孔如铜钱大，孔中填满白糖，隔水炖1小时，一天分两次吃。主治咳喘口干、痰不易咳出。③豆腐500克，芥菜250克，加水适量久煎，加适量盐调味，一天分两次服，主治风火牙痛。注意：脾胃虚寒者慎服豆腐。

黄豆芽：黄豆芽是大豆经加工处理发出的嫩芽，是一种营养丰富的蔬菜。我国发明黄豆至少有两千多年历史，汉代《神农本草经》所载"大豆黄卷"，就是用大豆浸发而成。黄豆芽性平味甘，入脾、大肠二经。具有清热利湿、消肿除痹的功效。主治脾胃湿热、困倦少食、脚气水肿、湿痹拘挛等症。黄豆芽既保存黄豆所含蛋白质、糖类、钙、磷、铁等营养成分，又增加了一些营养素。例如黄豆本无维生素C，发芽后每100克含4毫克，胡萝卜素增加2～3倍，维生素B_1增加2～4倍，维生素B_2增加10倍，氨基酸由原来的0.6毫克增加到4.6毫克。现代医学研究发现，黄豆芽对癫痫有辅助治疗作用，并能有效地防治直肠癌，以及作为癌症化疗的辅佐食品。

美国科学家研究指出，人体摄入像黄豆芽这类含胡萝卜素、维生素C的蔬菜，可抑制体内致癌物质，防止癌症发生。黄豆芽最宜炒、煮、烩，可配素料腐竹、豆腐干、雪里蕻、霉干菜、冬菜，也可同猪脚炖汤，其味鲜美，清淡不腻，脆嫩爽口。又因不含胆固醇，为不吃肉者理想的"素中之荤"。用法：①用黄豆芽250克，大枣15克，猪骨250克，加适量水久煎，盐调味，一天分3次食豆芽、饮汤，主治失血性贫血。②黄豆芽500克，猪脊骨250克，加水适量久煎，盐调味，一天分3次食豆芽、饮汤，主治肺结核。③黄豆芽适量，清水煮熟，连汤淡食，一天3次，3天为一疗程。治疗期间不吃其他粮食及油类。第四天起改为普通饮食，并可继续用黄豆芽作菜佐餐，主治寻常疣（俗称鱼鳞痣）。④黄豆芽、猪血各250克，共煮汤分2次服食，连吃3～7日，可除胃热，亦辅助治疗肺结核、矽肺、大便干结。⑤黄豆芽250克，整理干净，入热油锅以旺火快炒，将熟时加酱油、醋，再急炒几下即成。以此菜常作佐餐，可治高血压、冠心病、肥胖症、脑血管病、寻常疣。⑥取黄豆芽适量，以水煮3～4小时，断续连汤一起常食，治妇女孕期高血压。⑦黄豆芽10克，荆芥、防风、苏叶各60克，水煎服，

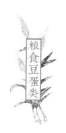

治感冒发热。凡长期吸烟者，经常不拘量炒食或煮食黄豆芽，可显著减少癌症发病率。

注意：黄豆芽鲜嫩肥白无根者，为尿素催成，若购买食之易中毒，甚至诱发癌症。要选购粗细长短适中，根须茂密，呈淡黄有清香的黄豆芽，才对人体有益。

豆浆： 我们的祖先在2000多年前已懂得制造豆浆了。豆浆含有丰富的蛋白质、脂肪、糖和铁等营养物质，是病后体虚、神经衰弱、慢性肝病、高血压、动脉硬化和老人的理想保健品。豆浆和豆腐有防癌作用。每天吃豆腐或豆浆的患者患胃癌的危险性减少一半。日本喜欢吃豆腐汤的人患胃癌者亦少得多，这是因为豆浆或豆腐中含有抑制五种癌细胞生长的物质。豆浆有健脾宽中、下气利大肠、消水胀肿及解毒的作用，可治疗乙肝病毒携带者。据美国西特博士论证：气喘病的病因是患者体内缺少一种营养素——麦酸。大豆含有大量麦酸，饮用豆浆半年则可逐步缓解气喘而达到断根的目的。经常感冒的过敏体质者，饮豆浆亦有预防之功效。豆浆还有降低血脂，减少心血管疾病的危险性的妙用。豆浆中的亚油酸可软化血管，磷脂可清除附在血管壁上的胆固醇，从而可防止肝脏内贮存过多的脂肪而明显降低血中胆固醇。可谓："以食治疾，胜于用药。"

绿 豆

——防暑解毒
附：绿豆芽

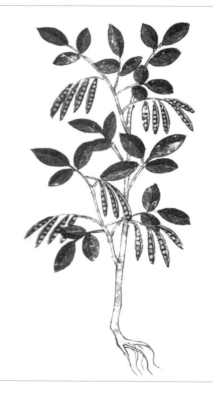

主要成分：蛋白质、碳水化合物、钙、磷、铁、胡萝卜素、
　　　　　尼克酸、多种维生素，脂肪含量甚少。

性味归经：性凉，味甘，入心、肝、胃经。

功效主治：清热消暑，止渴止泻，利水解毒。主治热病或
　　　　　暑热所致的心烦、口渴、发热、热淋、小便不利、
　　　　　水肿或湿热泻痢、湿热疮疹、痈肿、药物（热药、
　　　　　农药等）中毒等症。

用法用量：煎汤用 15～30 克，大剂量可用至 120 克。或
　　　　　研末或绞汁，或煮粥服。

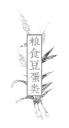

〔成分功效〕

绿豆含蛋白质含量为粳米的 3 倍多，其中主要为球蛋白，也有蛋氨酸、色氨酸、酪氨酸；磷脂中有磷脂酰胆碱、磷脂酰肌醇、磷脂酰甘油、磷脂酸。绿豆对葡萄球菌有较好的抑制作用，可增强皮肤抵抗力，能治皮炎、疖肿、溃疡等皮肤疾病。

绿豆对高血脂症有预防及治疗作用，绿豆中的皂苷是降低血脂和胆固醇的有效成分。绿豆含有机锗，有机锗能诱导细胞分泌白细胞介素 2 及 γ 干扰素，增强免疫功能，具有防癌抗癌的功效；锗还能促使人体异常的生理功能趋于正常化，并通过抗脂质过氧化反应，起到延缓衰老的作用。青光眼病人喝些绿豆汤，有降低眼压的作用。

〔美味食单〕

绿豆汤：绿豆 200 克，淘净，下锅加水煮烂，取汤待冷喝。具有解暑生津的作用，适用于暑夏炎热、口干口渴等症。

绿豆粥：绿豆 60 克，粳米 100 克，淘净加水放锅内煮粥吃。具有消暑除烦的作用，适用于暑热烦渴、口干口苦等症。

绿豆糕：绿豆粉 500 克，桂花 15 克，糯米粉 100 克，白糖 60 克，以水搅拌成硬膏状，装入木格内上笼蒸熟，即成绿豆糕。时时服食，具有消暑益气的作用。适用于热病后体乏无力、口干舌燥等症，堪称热病后调理佳品。

〔药用验方〕

绿豆银花汤：绿豆 60 克，加水煮至豆熟后，放入金银花 (纱布包)15 克，一同煮沸。以汤色碧绿而不浑浊为佳。去金银花，连豆饮服。具有清热解暑的作用。适用于暑热烦渴、热痱、热疮、小便短赤，或热病发热心烦等症。

绿豆车前饮：绿豆 60 克，车前子 30 克，公英 30 克，水煎服。具有清热通淋的作用。适用于热淋尿涩、小便不利、湿热腹泻等症。

绿豆解毒汤：绿豆 300 克，甘草 30 克，水煎汤灌服。具有清解热毒的功效，主治乌头、附子、半夏中毒及食物中毒。

绿豆止血汤：绿豆 60 克，鲜藕节 60 克，白茅根 30 克，白及 15 克，入水煎服。具有凉血止血的功效。主治咯血、咳血及暑天原因不明的低热。

专·家·提·醒

1. 脾胃虚寒者不宜过食或久食绿豆。
2. 里寒滑泄者忌用绿豆。
3. 阳虚体质者不宜多服绿豆。
4. 煮绿豆要讲究方法，不宜煮得太久太烂，以免绿豆中的维生素及有机酸受过久高温而遭破坏。

绿豆芽

绿豆经水浸泡生发之嫩芽称为绿豆芽。早在一千多年前，我国民间就有制作绿豆芽的记载。绿豆芽含蛋白质、糖类、多种维生素、胡萝卜素、尼克酸。绿豆发芽过程中的部分蛋白质可分解为多种氨基酸，所增加的含量为原有绿豆的 7 倍多。绿豆芽性凉味甘，入心、胃二经。能清暑热，调五脏，通经脉，解诸毒，利尿除湿。用于解酒醉、湿热郁滞、食少体倦等症。绿豆芽吃法很多，如取绿豆芽白色杆茎，与青椒、红椒丝配炒；或同鸡丝配炒。烹调时要采取旺火快炒法，以保持豆芽坚挺脆嫩特色。炒时加点醋，可使所含蛋白质凝固，又使所含 B 族维生素少受损失。现代医学研究表明，吃绿豆芽可防治因缺乏维生素 A 而引起的夜盲症、缺乏维生素 B 而引起的舌疮口炎及阴囊炎、缺乏维生素 C 而引起的坏血病，还可防治冠心病、高血压、尿路感染、小便赤热、尿频等多种疾病。

药用方法：①绿豆芽 250 克，煮汤加少许盐。经常食用治高血压、冠心病。②绿豆芽 250 克，加调料，以猛火快炒去生即成。食之解热毒，利三焦，治暑热、烦渴、疮疡、小便赤热不利。③绿豆芽适量，猪腿 1 只，煨汤服食，治乳汁不下。④生绿豆芽不拘量，以冷开水冲洗干净，榨取汁液，调入白糖，代茶频饮，治尿路感染。

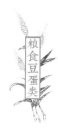

鸡 蛋

——补脾滋阴

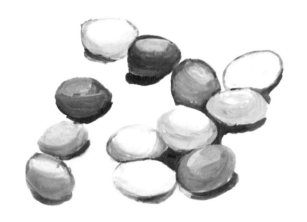

主要成分： 蛋白质（人体必需的8种氨基酸）、脂肪（多
卵磷脂、甘油三酯、胆固醇和蛋黄素）、铁、磷、钙、
维生素A、维生素B、维生素C、维生素D、维
生素E和烟酸等成分。

性味归经： 味甘，性平，入肺、脾、胃经。

功效主治： 滋阴润燥，养血安胎。主治热病烦闷、燥咳声哑、
目赤咽痛、胎动不安、产后口渴、小儿疳痢、疟疾、
虚人羸弱等症。

用法用量： 煮、炒，用1~3枚。生服或沸水冲服，或入丸剂。

［成分功效］

鸡蛋所含蛋氨酸可防肝癌。鸡蛋中的卵磷脂是一种很强的乳化剂，可以使胆固醇和脂肪乳化为极细的颗粒，透过血管壁，为身体组织所利用，不会增加血浆胆固醇的浓度，因此有预防心脏病的效果。鸡蛋治胃及十二指肠溃疡有良好效果。其奥秘是鸡蛋中的卵磷脂可以在胃黏膜表面形成一层很薄的疏水层，对胃黏膜具有很强的保护作用，能抵抗有害因子入侵。对误服毒物，经催吐或洗胃彻底后，口服一定的蛋清，也可减轻毒物对黏膜的损伤。蛋黄中含丰富的卵磷脂和胆碱，这两种物质在人体内能变成大脑神经传递的物质——乙酰胆碱，它能传递神经细胞间的信息，因而蛋黄具有增强记忆力的效果。

［药用验方］

冰糖鸡蛋汤：鸡蛋1个，打碎搅散，同冰糖15克冲沸水饮服。具有滋阴润燥的作用。适用于阴虚肺燥、口干咽痛、失音嘶哑等症。

鸡蛋杞子汤：鸡蛋2个，杞子15克，红枣10枚，龙眼肉10克。先用枸杞子、红枣、龙眼肉加水同煲30分钟后，将鸡蛋打碎搅散加入汤内即可食用。具有补心养血、强身壮肾的功效。主治头晕眼花、心慌心跳、健忘失眠等神经衰弱者；对体质虚弱、贫血、慢性肝炎、视力减退、夜多小便、肺结核及一些慢性病也有一定的治疗效果。

专·家·提·醒

有痰饮、宿食积滞者慎食鸡蛋。

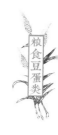

红白薯

——养胃通便

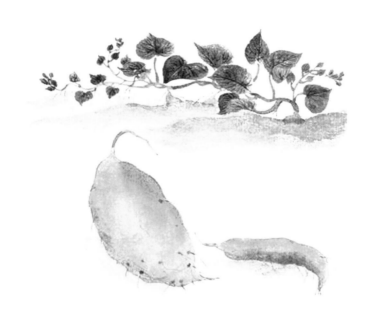

主要成分： 糖、蛋白质、粗纤维、维生素（B_1、B_2、C）、
　　　　　尼克酸、钙、磷、铁等。

性味归经： 味甘，性平，入脾、肾经。

功效主治： 健脾养胃，补气生津，宽肠通便。主治脾虚气弱、
　　　　　大便秘结、大便带血、崩漏、腹泻、口渴咽干等症。

用法用量： 生食、煮食或蒸食均可，用量每日 100 ~ 200 克。

〔美味食单〕

桂花糖油白薯：白薯1000克，苏木粉适量，白糖500克，糖桂花15克。制法：①选用每个重300克左右的白薯，洗净，去皮，放入清水盆中浸泡3～4小时，保持白薯的肉色洁白不变黑，但浸泡时间不宜过长，否则，煮时易僵硬不酥。②锅架火上，放适量清水和苏木粉调匀呈深黄时，放入白薯，加盖，旺火烧开，改用小火焖煮30分钟左右，用筷子能戳入薯肉时，滗出部分汤汁，加入白糖拌匀，继续用小火煮熬至糖已溶化变为能拔出细丝的油亮浓汁时（这种糖汁，俗称"糖油"，熬制这种糖汁约需半个小时），停火，将白薯分别盛入盘内，浇上糖油汁，分别撒上糖桂花即成。特点：香脆酥甜，色泽深黄油亮，酥柔香甜不糊。具有补气养胃的作用。适用于食欲不振、疲乏无力等症。

拔丝白薯：白薯500克，花生油500克（实耗约50克），白糖100克，淀粉25克。制法：①选粗细一致的白薯，刮去外皮，洗净，切成滚刀块，撒入淀粉拌匀。②锅架火上，放油烧至八成热，下入白薯块速炸一下，改用中火炸4～5分钟，炸至外表硬结、内部酥熟（不能有硬心），再改用旺火炸约1分钟，炸至香脆盛起。③另起一锅，加少许油烧至五成热，放入白糖不停煸炒，待糖化开成为糖浆时改用中小火继续炒至糖浆变为嫩黄色、泡多而大时，将锅端离火口，再炒，待泡已变小、产生黏性（即能拔丝）、色转深黄时，急速下入白薯块，颠翻，见糖浆均匀地粘满每个薯块、外皮明亮，即可装入抹好油的盘内，吃时外带一碗凉白开水，边蘸边吃。本品具有健脾开胃的作用。适用于不思饮食等症。

〔药用验方〕

白薯通便汤：白薯250克，红薯藤250克，枳实10克，白术30克。水煎两次，取300毫升兑入30克蜂蜜，分三次服。具有润肠通便的功效。主治肠燥便秘、腹部胀痛等症。

·专·家·提·醒·

1. 白薯所含淀粉粒较大，且有一种氧化酶，易刺激胃液分泌产生二氧化碳气体，引起腹胀、打嗝、吐酸水等症状。欲消除这些反应，可将切成块状的白薯置盐水中浸泡10分钟，然后煮熟蒸透；若吃白薯时稍吃点咸菜，也可减少胃酸和腹胀的症状。
2. 霉变的白薯含甘薯酮毒素，切不可食用。
3. 胃酸多者不宜多食白薯，多食令人反酸。
4. 素体脾胃虚寒者不可食用白薯。
5. 生了黑斑病的红薯禁食，否则引起中毒反应。

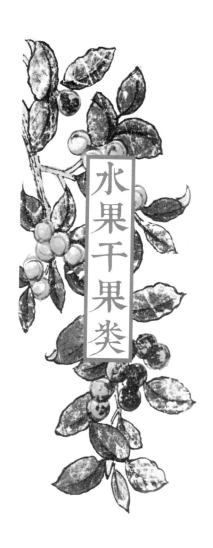

水果干果类

核桃仁

——补肾定喘

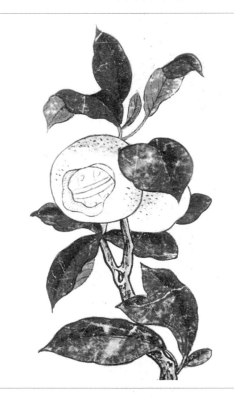

主要成分：蛋白质、脂肪、糖类、维生素（A、C、E）、胡萝卜素、粗纤维、钙、磷、铁、锰、锌、铬。

性味归经：性温，味甘、涩，入肾、肝、肺经。

功效主治：补肾固精，温肺定喘，润肠通便。主治肾亏腰痛、肺虚久咳、气喘、阳痿遗精、健忘倦怠、食欲不振、小便频数、大便燥结等症。

用法用量：生食，用量10~30克；煎汤用9～15克；或煮食，或入丸、散。

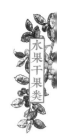

〔成分功效〕

核桃仁含脂肪的含量为黄豆的 3 倍、花生的 2 倍，为体虚人最理想的滋补佳品。核桃仁中含有 40% ~ 50% 的脂肪油，其中主要是亚油酸甘油脂。药理研究表明，核桃仁中的磷脂、亚油酸、赖氨酸，对脑神经有保护作用，可防治脑血管硬化。核桃与补品同食，有增强滋补能力的作用。

〔美味食单〕

胡桃粥：胡桃 100 克，研碎，粳米 100 克，加水煮成稀粥食。具有补肾健脾的作用，适用于病后体弱、不思饮食、腰酸腿软等症。

〔药用验方〕

核桃补肾膏：核桃肉 250 克（捣烂），补骨脂 60 克（酒蒸），黑芝麻 60 克（炒），五味子 30 克，枸杞子 60 克。共研碎末，加蜂蜜 250 克调匀食。每次 2 匙，开水调服，一日 2 次。具有补肾定喘的作用。适用于肾虚喘嗽、腰脚疼痛等症。

核桃安神汤：核桃仁 20 克，黑芝麻 10 克，当归 10 克，五味子 10 克，丹参 10 克，水煎汤服。具有养血安神的功效。适用于肝血不足所致的失眠多梦等症。

核桃定喘汤：核桃仁 20 克，五味子 5 克，党参 10 克，苏子 10 克，炒葶苈子 10 克，地龙 10 克。水煎汤服，每日 2 次。具有健脾补肾、降逆定喘的功效。主治脾肾两虚、咳喘、胸憋气短、心悸纳呆等症。

专·家·提·醒

阴火虚旺、痰火炽盛、便溏腹泻者不宜食核桃。

板　栗

——补肾养胃

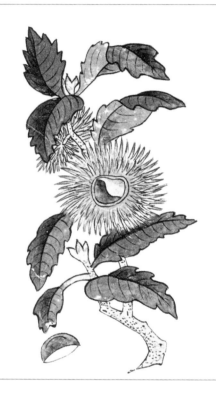

主要成分：蛋白质、脂肪、糖类、淀粉、维生素、胡萝卜素、
　　　　　尼克酸、钙、磷、铁等成分。

性味归经：性温，味甘，入脾、胃、肾经。

功效主治：养胃健脾，补肾强筋，活血止血。主治脾虚泄泻、
　　　　　腰腿酸软、腹泻、咳嗽、百日咳、便血、反胃
　　　　　呕吐等症。

用法用量：生食或炒食，每次用 5～10 枚；亦可捣烂外用，
　　　　　或煮熟食，或制糕点食。

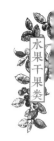

[药用验方]

栗子猪肾粥：栗子 10 个去壳，大米 60 克，猪肾 100 克，共煮粥食。具有补肾健脾的作用。适用于肾虚腰膝酸软、脚弱乏力等症。

板栗烧肉：板栗 250 克去壳，猪肉 500 克，生姜 5 片，共炖熟调味食。具有补气益肾的作用，适用于病后体弱、四肢无力、腰酸腿软、小便不利、夜尿频数等症。

板栗止咳汤：栗子 100 克（去皮壳），玉米须 20 克，陈皮 10 克，贝母 10 克，水煎服。具有健脾止咳的功效。主治慢性支气管炎咳嗽痰多、胸闷气短等症。

[传说趣事]

板栗宫廷小吃：传说清代慈禧太后喜欢吃板栗，慈禧降旨御膳房用上等栗子，精细加工后配冰糖，蒸成栗子小窝头，每餐享用。现在北海公园仿膳餐厅还保留着栗子小窝头等保健小吃。

专·家·提·醒

1. 板栗多吃易滞气，故宜少量慢慢嚼食。
2. 脾虚湿盛者不宜食板栗。

柿 子

——润肺止咳
附：柿饼 柿蒂

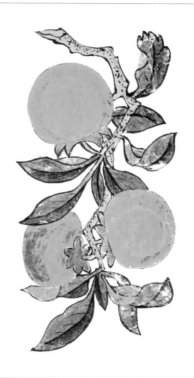

主要成分： 蔗糖、葡萄糖、果糖、蛋白质、脂肪、淀粉、
瓜氨酸、果胶、单宁酸、钙、磷、铁、钾、钠、
胡萝卜素、烟酸、碘及维生素。

性味归经： 性寒，味甘、涩，入心、肺、大肠经。

功效主治： 清热润肺，化痰止咳，生津止渴。主治肺燥久咳、
瘿瘤瘰疬、热病口渴、口疮、虚劳咯血、痔疮
出血等症。

用法用量： 生吃 1 次 1～2 个，或做柿饼食。

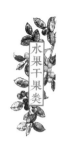

[美味食单]

柿饼木耳饮： 柿饼 3 个（30 克），挖开去核，浙贝母 10 克，黑木耳 10 克水发，加水同煮烂后食用。具有清肺止咳的作用。适用于慢性气管炎、咳嗽久不愈者。

[药用验方]

丁香柿蒂汤（**《证因脉治》**）：丁香 6 克，柿蒂 10 克，人参 6 克，生姜 10 克，水煎服。功能：温中益气，降逆止呃。主治胃气虚寒、呃逆不已、胸痞脉迟者。

柿蒂汤（**《济生方》**）：即丁香柿蒂汤去人参而成。水煎服。功用：温中降逆。主治：胃寒呃逆不止。

专·家·提·醒

1. 柿子性寒，凡脾胃虚寒、便溏腹泻、外感风寒咳嗽者不宜吃柿子。
2. 气虚、体弱多病、产后者不宜吃柿子。
3. 柿子不能过量食用，吃柿子前后不可吃醋或螃蟹，因为醋酸或蟹肉中的蛋白质与柿子中的单宁物质结合易致呕吐或腹痛、腹泻。
4. 缺铁性贫血患者不宜吃柿子。
5. 空腹时不能吃柿子，易引起胃柿石症，尤其是吃柿子后又饮白酒、热水、菜汤等，更易造成本病。

柿饼 柿蒂

柿饼： 柿饼为柿种植物柿的果实经加工而成的饼状食品，有白柿和乌柿两种。柿饼性味甘涩寒。《本草纲目》记载："白柿，甘、平、涩，无毒；乌柿，甘、温、无毒。"二者具有润肺、涩肠、止血的功效。主治吐血、咯血、血淋、肠风、痔漏、痢疾等症。烧熟食可止泻、止痢；生食可治便秘、痔疮出血等症。用量 10~20 克。

柿蒂： 柿蒂为成熟柿子的果蒂，去柄洗净晒干即成。性味苦涩平。具有降逆气、止呃逆的功效。主治呕逆及夜盲症。用量 6~10 克。

枇 杷

——生津止咳

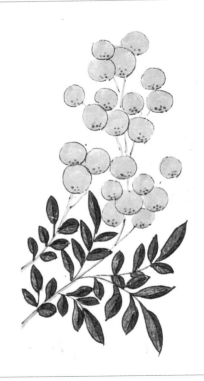

主要成分：蛋白质、脂肪、糖类、粗纤维、胡萝卜素、苹果酸、钙、磷、铁、钾等。

性味归经：味苦，性平，入脾、肺、肝经。

功效主治：化痰止咳，生津止渴，疏肝理气。主治胃阴不足、咽干口渴、咳嗽吐痰、疝气、水肿、瘰疬、干呕不欲食等症。

用法用量：生食、煎汤或熬膏服。每次用 30 ~ 60 克。

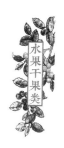

〔成分功效〕

枇杷营养丰富，尤其所含钙超过荔枝、广柑，胡萝卜素在水果中仅次于芒果、黄杏，维生素 B 和维生素 C 的含量也颇丰。

〔药用验方〕

枇杷膏：枇杷 500 克，水煎煮，去渣留汁，待黏稠后加蜂蜜 250 克，制成枇杷膏贮存。每日服 2 次，每次服 20 克。有益胃润喉、清肺止咳的作用。适用于口干咽干、咳嗽痰少、咽喉不利等症。

枇杷止咳汤：枇杷 30 克，嫩枇杷叶 30 克，黄芩 10 克，橘皮 10 克，生甘草 6 克。加水煎汤取 300 毫升，早晚各服 1 次。具有清肺止咳的功效。主治气管炎咳嗽痰多、胸闷气短等症。

专·家·提·醒

1. 吃枇杷应有节制，食之过多易生痰伤脾。脾虚便溏泄泻者不宜吃枇杷。

2. 枇杷核仁含有剧毒的氢氰酸，误服使人中毒。轻者呕吐，重者呼吸困难、昏迷，不及时急救会导致死亡。因此，临床上要按规定方法加工后才可按量服用。

杨 梅

——生津消食

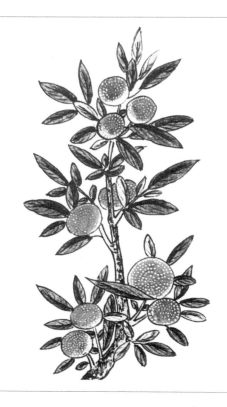

主要成分：丰富的蛋白质、多种维生素、葡萄糖、果糖、
　　　　　柠檬酸、苹果酸、草酸、乳酸、蜡质、钙、磷等。

性味归经：性温，味甘、酸，入肺、胃经。

功效主治：生津解渴，和胃消食，止呕止泻。主治饮酒过度、
　　　　　口渴口干、食积腹胀、吐泻腹痛、外伤出血、
　　　　　水火烫伤等症。

用法用量：生食，每次用30克。水煎汤，一般用15～30克。

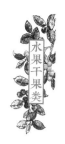

〔成分功效〕

杨梅肉中的纤维素可刺激肠管蠕动，有利于体内有害物质的排泄。杨梅果仁中含氰苷类、脂肪油等抗癌物质。杨梅叶含挥发油和鞣质。杨梅树皮含杨梅树皮色素及杨梅树皮苷。水煎液还具广谱抗菌作用、抗真菌及抗过敏作用，故对肠炎、痢疾、伤寒、白喉、皮肤感染、疥疮癣病及过敏性疾患，有一定治疗效果。现代医学研究发现，杨梅可抑制大肠杆菌、痢疾杆菌，有收敛消炎的作用。

〔美味食单〕

腌杨梅：新鲜杨梅 500 克，洗净加白糖 200 克，腌渍 2 天即可食用。每次嚼服 2 ~ 3 个，每日 3 次。具有和胃消食的作用。适用于饮食不消、胃肠胀满、口渴口干等症。

杨梅酒：鲜杨梅 500 克，加入 36 度低度白酒 500 毫升中（以淹没杨梅为度），浸泡 3 日即可饮用。每晚喝半杯（30 毫升）。具有开胃消食的作用。适用于肠胃不和、呕吐腹泻或腹痛等症。

杨梅甜酒：新鲜杨梅 500 克，洗净加白糖 100 克，共捣烂放入瓷罐中，自然发酵 1 周后，用纱布滤汁，即为杨梅甜酒，置锅内煮沸，待冷装瓶，密闭保存。每晚喝 30 毫升。具有清凉消暑的作用，适用于盛夏预防中暑。

〔药用验方〕

杨梅止泻汤：杨梅 60 克，杨梅鲜根 100 克，马齿苋 30 克，水煎二次，取 300 毫升，分三次温服。具有酸涩止泻的功效。主治泄泻日久等症。

专·家·提·醒

1. 杨梅性温，内热火旺体质者不宜多食。

2. 杨梅味酸，多食损齿。

3. 杨梅果肉外露，易受污染，吃前需先洗干净，再用淡盐水浸渍片刻，既能消毒灭菌，又能减去酸味，食之咸甜爽口。

樱 桃

——益脾涩精

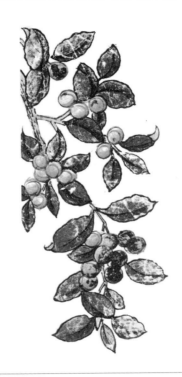

主要成分：蛋白质、糖、磷、铁、胡萝卜素及维生素C等。

性味归经：味甘、微酸，性温，入脾、肾经。

功效主治：益脾养胃，滋养肝肾，涩精止泻，祛风胜湿。
主治少食腹泻、口舌干燥、腰膝酸软、四肢乏力、
遗精早泄、头晕心悸等症。

用法用量：水煎服用，30~60克；生食、浸酒、蜜渍服适量。

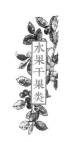

〔 成分功效 〕

樱桃铁质含量较高，居水果之首，每百克樱桃果肉中含铁142毫克，是同等量苹果的19.6倍，柑橘和葡萄的29.5倍。因此，多食樱桃可补充人体对铁质的需求，既可防治缺铁性贫血，又可增强体质、健脑益智。

〔 美味食单 〕

樱桃酒：鲜樱桃500克，用36度低度白酒1000毫升浸泡3日即可服用，每次服30毫升。具有养肝舒筋通痹的作用。适用于久患痹证、筋骨不健、腰膝痿软、四肢不仁、关节不利等症。

樱桃汁：鲜樱桃250克，洗净绞汁，加入冰糖10克，搅匀冰糖溶化后食用。具有健脾养胃的作用。适用于食欲不振、腹胀泄泻等症。

〔 药用验方 〕

樱桃膏：鲜樱桃1000克，山茱萸60克，五味子60克，龙眼肉60克，女贞子60克，枸杞子60克。水煎三次药液浓缩，兑入蜂蜜300克熬膏服。每次用开水化服20毫升，每日2次。具有滋补肝肾的功效。主治肝肾不足、腰膝酸痛、四肢乏力或遗精早泄等症。

专·家·提·醒

1. 樱桃性温，凡有内热实邪者不宜食用。
2. 樱桃核仁含氰苷，水解后产生氢氰酸，故樱桃不宜过量食用。

葡 萄

——益气生津

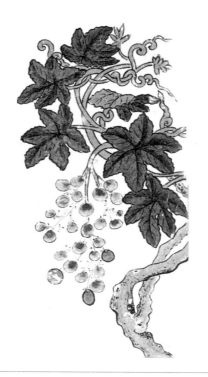

主要成分：葡萄糖、果糖、蔗糖、木糖、蛋白质、钙、磷、铁、胡萝卜素、烟酸和多种维生素，以及酒石酸、草酸、柠檬酸、苹果酸，还含有各种单葡萄糖苷和双葡萄糖苷。

性味归经：性平，味甘、酸，入肺、脾、肾经。

功效主治：补益气血，生津止渴，强筋骨，利小便。主治头晕乏力、肺虚咳嗽、心悸盗汗、风湿痹痛、腰膝酸软、小便淋涩、浮肿尿少、咽干口渴、淋病、浮肿等症。

用法用量：生食，鲜葡萄每次 30 ~ 60 克；煎汤用葡萄 15 ~ 30 克；捣汁或熬膏或浸酒时适量。

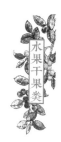

〔 成分功效 〕

每 100 克葡萄含蛋白质 0.2 克，钙 4 毫克，磷 15 毫克，铁 0.6 毫克，胡萝卜素 0.04 毫克，维生素 B_1 0.04 毫克，维生素 B_2 0.01 毫克，维生素 PP 0.1 毫克，维生素 C 4 毫克。葡萄中所含的黄酮原矢车菊酚的低聚物具抗氧化活性，能清除实验系统中的氧自由基，起抑制脂质过氧化的作用。另外，葡萄干的含糖量与含铁量均比鲜果高，可作儿童、孕妇及贫血患者的滋补佳品。

〔 美味食单 〕

葡萄膏：鲜葡萄 500 克，捣烂，绞汁，以小火煎熬浓稠，加等量蜂蜜煎沸而成。每次 1 汤匙，用沸水化服。具有滋养胃阴的作用，适用于咽干口渴或热病烦渴等症。

葡萄芹菜汁：葡萄 100 克，芹菜 100 克，捣烂绞汁，用温开水冲服，每日 2 次。具有清肝降压的作用，适用于高血压病、头晕头胀头痛烦急等症。

葡萄粥：无核葡萄干 30 克，薏苡仁 15 克，粳米 60 克，洗净加水煮粥食。具有健胃消食的作用，适用于食欲不振、消化不良等症。

〔 药用验方 〕

葡萄煎：鲜葡萄 500 克，鲜生地 250 克，鲜莲藕 250 克，蜂蜜 500 克。先将鲜生地加水煎汤取汁并加热浓缩，另将鲜葡萄、鲜藕捣烂取汁，与地黄浓缩液混匀后，用小火熬成稠膏，再加蜂蜜煎沸即成。每次喝 2 汤匙，用开水化服。具有凉血止血的作用，适用于热迫膀胱、伤及血络、小便滞涩热痛、尿中有血等症。

葡萄枸杞酒：无核葡萄干 100 克，枸杞子 60 克，红参 30 克，放入 36 度的白酒 1000 毫升中浸泡 1 个月后可饮，每晚睡前饮 15 毫升。具有滋补肝肾的作用。主治头晕目花、腰脊酸痛、疲乏无力等症。

专·家·提·醒
葡萄性味甘酸，脾胃虚弱者不宜多食，多食会生内热，易致泄泻。

香 蕉

——益胃润肠

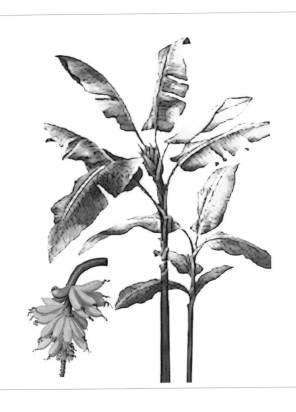

主要成分： 淀粉、蛋白质、脂肪、糖分、粗纤维、钙、磷、铁、钾、镁、胡萝卜素、烟酸，以及维生素（A、B_1、B_2、C、E）等；并含有少量5羟色胺、去甲肾上腺素和二羟基苯乙胺。

性味归经： 味甘，性凉，入胃、大肠经。

功效主治： 清热润肠，益胃生津，疏通血脉，和解酒毒。主治热病烦渴、咽干口渴、肺燥咳嗽、肠燥便秘、痔疮出血及饮酒过多等症。

用法用量： 生食、蒸熟食或连皮煮熟食，每次1～2个。

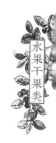

〔成分功效〕

科学家研究发现，香蕉含有血管紧张素转化酶抑制物质，可抑制血压升高。香蕉对某些药物诱发的胃溃疡有保护作用，并能修复胃壁，阻止胃溃疡形成。常吃香蕉还可使人耳聪目明，皮肤柔软光泽，有助于延年益寿。

〔美味食单〕

炸香蕉：香蕉4个，鸡蛋2个，面粉100克，牛奶50克，沙拉油、发酵粉各少许，白糖适量。将鸡蛋分清蛋黄、蛋白。蛋黄加白糖、面粉、牛奶拌成糊，蛋白用力打至起泡后拌入，再加上沙拉油、发酵粉。香蕉去皮，切段，裹上糊用油炸至金黄色，捞出锅装盘，撒上白糖即可。具有养胃清肝的作用。适用于高血压、头晕、烦躁等症。

香蕉蜜：香蕉100克，蜂蜜60克。香蕉剥皮，蘸蜂蜜吃，早晚各一次。具有润肠通便的作用。适用于老年人功能性便秘。

香蕉茶：香蕉4个，捣烂取汁，与绿茶一杯混匀喝。具有疏通血脉的作用。适用于高血压、冠心病的辅助治疗。

冰糖炖香蕉：香蕉2个，冰糖15克，加水炖服。每日2次，具有润肺止咳的作用。适用于久咳痰少者。

〔药用验方〕

香蕉通便膏：香蕉100克，火麻仁100克，生首乌100克，蜂蜜100克。先将火麻仁、生首乌水煎3次，取药液浓缩至200毫升，与捣烂的香蕉和蜂蜜混匀煮沸后即可。每次服30毫升，早晚各一次。具有清热凉血、润肠通便的功效。主治产后便秘、热病后便秘及老年功能性便秘。

·专·家·提·醒·

1. 香蕉性寒滑肠，胃寒腹泻者不宜吃香蕉。
2. 胃酸过多者不宜多食香蕉。
3. 香蕉中含钾较多，过量食用香蕉易引起尿少或尿闭而加重肾脏负担。因此患有急慢性肾炎及肾功能不全者忌吃香蕉。

橘 子

——开胃止咳

附：橘皮 橘红 橘白 橘核 橘叶 橘络 橘根 橘饼

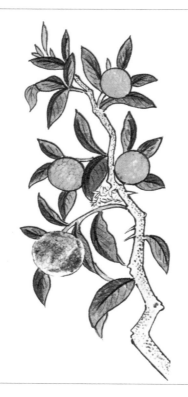

主要成分： 糖类、多种维生素（特别是维生素 C）、枸橼酸、矿物质等。

性味归经： 味甘、酸，性凉，入肺、胃经。

功效主治： 开胃理气，润肺止咳，止渴，止痢。主治咳嗽痰多、口中干渴、胸膈满闷、呕恶气逆、消化不良、食欲不振或饮酒过度等症。

用法用量： 生食、绞汁饮或水煎服，或做橘饼吃，每次用 1~2 个橘子。

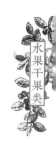

〔成分功效〕

橘子含有丰富的糖类和多种维生素，特别是维生素C的含量较高。还含有枸橼酸、矿物质成分等，对调节人体新陈代谢等生理功能大有好处，尤其老年人及心血管病患者更为相宜。

〔美味食单〕

糖橘瓣： 鲜橘子 500 克，去皮、核，剥瓣，加入白糖 250 克及少量水，腌渍 1 天。待橘肉浸透糖后，再以文火煎熬至浓汁停火，装入盘中即可。每次吃 4 ~ 6 瓣，每日 3 次。具有宽中下气、祛痰化湿的作用。适用于咳嗽痰多、餐后脘胀、胸闷呕逆等症。

橘皮茶： 鲜橘子 100 克（连皮），以沸水浸泡 10 分钟，代茶频饮。具有开胃消食的作用。适用于食欲不振、消化不良等症。

〔药用验方〕

橘子止咳汤： 橘子 30 克（连皮），杏仁 10 克，贝母 10 克，甘草 3 克，水煎服。具有止咳化痰的功效。主治咳嗽痰多等症。

感冒橘子汤： 新鲜橘子 30 克（连皮），苏叶 10 克，生姜 10 克，防风 10 克，加水 1000 毫升，煎成 300 毫升，加入适量红糖，分三次温服。具有发散风寒的功效。主治风寒感冒、头痛、无汗、全身发紧等症。

专·家·提·醒

素有痰饮风寒咳嗽者，不宜食用橘子。

橘皮 橘红 橘白 橘核 橘叶 橘络 橘根 橘饼

橘皮： 味辛苦，性温。功能：理气，调中，燥湿，化痰。治胸腹胀满，不思饮食，呕吐哕逆，咳嗽痰多。

橘红： 为新鲜橘皮，用刀抃下外层果皮，晾干或晒干即是。性味辛苦，温。功能：

消痰，利气，宽中，散结。治风寒痰嗽，恶心，吐水，胸痛胀闷。阴虚燥咳及久嗽气虚者不宜服。

橘白：为新鲜的橘皮，用刀扦去外层红皮（即橘红）后，取内层的白皮，除去橘络，晒干或晾干。性味苦辛，温，无毒。功能和胃，化浊腻。常用 2.5～5 克煎汤服用。以燥湿化痰为胜，主要应用于喉痒咳嗽、痰多不利等症。橘白功能通络化痰、顺气和胃，而无燥烈之弊，主要用于痰滞咳嗽、胸闷胸痛等症。

橘核：即果核。性味苦，平，无毒。功能理气、散结、止痛，为腹痛、睾丸肿胀作痛之专用药。适用于小肠疝气、睾丸肿痛、乳腺发炎、腰痛、膀胱气痛等。治疗寒疝常配川楝子、延胡索、木香等同用，如橘核丸。治疗肾虚腰痛，本品配杜仲等分炒研末服，每服 6 克，盐酒下。单用本品适量研末酒调外敷患处，治疗乳痈。

橘叶：味苦辛，性平。功能：疏肝，行气化痰，消肿毒。主治：胁痛、乳痈、肺痈、咳嗽、胸膈痞满、疝气。

橘络：橘络即橘瓣表面的白色网络线。味甘苦，性平。功能：通络化痰，顺气活血。主治久咳胸痛，痰中带血，伤酒口渴。含有维生素 P，能防治高血压症，可用于高血压、咳嗽、胸胁疼痛等症。

橘根：性平，味苦，辛，无毒。常用于顺气止痛，防寒湿。治气痛，气胀，膀胱疝气。

橘饼：性味甘温。功能：宽中，下气，化痰，止嗽。治疗食滞、气嗝、咳嗽、泻痢、肋胀痛、乳房胀疖。

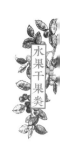

杏

——润肺生津

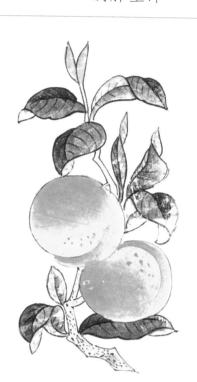

主要成分：糖、脂肪、蛋白质、胡萝卜素、烟酸、维生素、
　　　　　钙、磷、铁、苹果酸、柠檬酸等。

性味归经：性温，味甘、酸，入心、肺、大肠经。

功效主治：润肺定喘，生津止渴。主治胃阴不足、口中干渴、
　　　　　肺经燥热、咳嗽咽干等症。

用法用量：每次用 30 ～ 60 克。

〔成分功效〕

杏子果肉含糖、脂肪、蛋白质、胡萝卜素、烟酸、多种维生素、钙、磷、铁、苹果酸、柠檬酸等成分。杏的核仁名杏仁，有苦杏仁、甜杏仁两种。苦杏仁有小毒，多用于咳喘实证；甜杏仁的体积比苦杏仁大，味甘性平无毒，偏于滋养，多用于肺虚久咳。临证时应分别选用。

〔美味食单〕

杏肉糊： 杏子60克，去核，捣烂取肉。大米60克清水泡软，捣烂成粉，二者混合加清水及少许食盐煮成糊，分三次服食。具有润肺生津的作用。适用于慢性支气管炎、肺燥干咳少痰、口干舌燥等症。

百合杏桃蜜： 杏子300克去核，百合150克，核桃仁150克，蜂蜜500克。将杏子、百合洗净，放入锅中加适量水，用大火烧沸后改文火煎熬1小时左右，再将核桃仁研成细末，倒入其中，上火待稠黏时，加入蜂蜜搅匀，烧沸即成百合杏桃蜜，放入糖罐中备用。每次20毫升，温开水调服，每日2次。具有益肺补肾的作用。适用于肺肾阴虚、久咳、久喘等症。

杏肉粥： 杏子60克，大米60克。先将杏子去核捣烂，加水适量与大米煮粥服。具有润肺止咳、化痰平喘、下气润肠的作用。适用于肺燥咳嗽、慢性支气管炎干咳、老人肠燥便秘等症。

〔药用验方〕

青杏止泻汤： 青杏60克去核，马齿苋30克，木香10克，焦三仙30克，水煎服。具有健脾止泻的作用。适用于治疗菌痢和肠炎等病症。

专·家·提·醒

1. 杏子性温，多食致热生疮，素有内热者忌食。
2. 苦杏仁、甜杏仁经炮制可食用，但不宜多食，特别是婴幼儿应忌食，容易中毒。
3. 杏仁有滑肠作用，大便溏泻者忌食。
4. 苦杏仁有毒，内服不可过量。

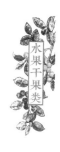

西 瓜

——消暑解渴

附：西瓜皮 西瓜翠衣

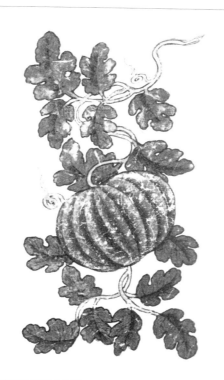

主要成分：蛋白质、氨基酸、糖类、胡萝卜素、维生素B
和维生素C、钙、铁、磷、粗纤维。

性味归经：味甘，性寒，入心、胃、膀胱经。

功效主治：清热解暑，生津解渴，降压利尿。主治温热病
热盛伤津、心烦口渴或饮酒过度、心火上炎、
舌赤口疮、湿热蕴结下焦、小便黄赤不利等症。

用法用量：生食、榨汁饮、煎汤或熬膏服食。一般用量为
30～60克。

[美味食单]

西瓜汁：西瓜1个去皮、去子，取瓤用洁净纱布绞汁。每次用300毫升，日饮3次。具有解暑热烦渴的作用。适用于全身无力、尿少短赤、大便干结等症。西瓜挤汁，连用数日还可治口舌生疮、风火牙痛、咽喉红肿、轻度中暑等症。

西瓜西红柿饮：西瓜1个，西红柿500克。西瓜、西红柿用沸水烫洗，剥皮去子，分别用洁净纱布绞汁。合并二液，代水随量饮用。具有清热解暑、生津止渴的作用。适用于夏季发热、口渴烦躁、食欲不振、小便赤热等症。

[药用验方]

西瓜汤（《本草汇言》）：西瓜500克，剖开取瓤绞汁，徐徐饮之。具有清暑热、生津液的功效。主治胃经热盛、伤津耗液、舌燥烦渴、不寐、语言懒出等症。

西瓜利尿汤：西瓜皮60克（鲜品200克），冬瓜皮20克，玉米须30克，陈皮10克，茯苓皮15克，大腹皮15克，赤小豆30克。清水煎二次，取300毫升，分三次温服。具有清热利尿的功效。主治下肢水肿、小便短少、体乏无力、口干舌燥等症 。

专·家·提·醒

1. 西瓜甘寒，不宜吃得过多，否则会引起消化不良或腹泻。
2. 胃虚寒或兼见腹泻便溏的人不宜吃西瓜。
3. 西瓜含糖量较高，糖尿病患者不宜多食。
4. 西瓜性寒，中寒湿盛者忌服。

西瓜皮 西瓜翠衣

西瓜皮：西瓜皮为西瓜的干燥果皮。以干燥、皮薄、外表皮青绿色、内面白黄者为佳。西瓜皮性味甘凉，入脾、胃经。具有清热解暑、止渴、利小便的功能。主治暑邪烦渴、小便短少、水肿、口舌生疮。常规用量10～30克。焙干研末服。外用：烧灰存性研末敷。注意：中寒湿盛者忌服。处方举例：西瓜皮30克，鲜白茅根60克。水煎服，日服三次，治肾炎、水肿。

西瓜翠衣：西瓜翠衣为西瓜皮近瓤内皮。以白色、不霉、不烂者为佳。西瓜翠衣味甘性微寒。具有清热解热、利尿的功能。 主治暑热烦渴、小便不利等症。注意：暑症有寒湿者忌食。

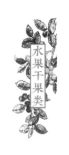

柚 子

——消食化痰

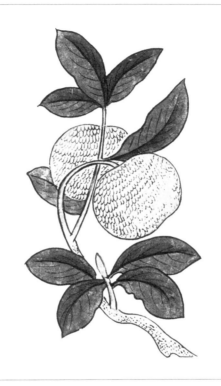

主要成分：糖类、磷、铁、烟酸、柠檬酸、胡萝卜素、维
　　　　　生素B、维生素C、钙、柚皮苷、枳属苷、柚皮素、
　　　　　葡萄糖苷、新橙皮糖苷、挥发油等。

性味归经：味甘酸，性寒，入脾、肾、膀胱三经。

功效主治：消食和胃，理气化痰，解酒毒。主治食积不化、
　　　　　脘腹胀满、恶心呕吐、咳嗽痰多、妊娠妇女食
　　　　　少口淡、风寒感冒咳嗽喉痒痰多气逆，以及食积、
　　　　　伤酒等症。

用法用量：可生食、绞汁或煎汤熬膏服。剥取瓤粒食，一
　　　　　般吃 1 ～ 2 瓣。

〔成分功效〕

柚子含维生素 C 特别多，每百克柚子含维生素 C 123 毫克，比苹果高 7 倍。新鲜柚子汁中含有胰岛素样成分，能降低血糖，故柚子是糖尿病、肥胖症及心血管患者理想的食疗佳品。

〔美味食单〕

柚子汁：柚子 1 个，去皮核绞汁，加适量蜜糖多次饮服。具有消食和胃的作用。适用于食欲不振、消化不良等症。

柚子蜜膏：柚子 4 只，去皮核绞汁，加入 500 克蜂蜜、100 克冰糖煮沸拌匀后服。每日 2 次，每次 30 克，用开水化开后温服。具有和胃化痰的作用。适用于食欲不振、恶心呕吐、痰多咳嗽、大便干燥等症。

柚子虾松：柚子 2 个，虾仁 300 克，芹菜、荸荠、红萝卜、洋葱各少许，米粉 1 把，生菜 1 棵。制法：柚子取肉切粗粒，皮留下当器皿。虾肉切粒、姜腌过，炒熟备用，洋葱、芹菜、荸荠及红萝卜切粒备用。洋葱炒香，下荸荠、红萝卜及调味料拌炒后，再加入虾仁快炒，起锅前拌入芹菜末及柚肉。将虾松盛装于生菜上，食用时连同生菜一起食用。

柚子海苔卷：柚子 1 个，草虾 6 只，海苔 6 片，芦笋 6 支，苜蓿芽 100 克，生菜 80 克，沙拉酱 2 杯。柚子去皮取果肉瓣成细丝备用，草虾洗净去壳去肠泥后余烫至熟，芦笋烫熟切段，海苔烤过，生菜切粗丝。取一张海苔片包入柚子果肉、芦笋、苜蓿芽及生菜丝，并挤上少许沙拉酱，卷起成漏斗状即可。

〔药用验方〕

柚汁枇杷汤：柚子 1 个去皮核绞汁，枇杷叶 15 克，杏仁 10 克，甘草 10 克。枇杷、杏仁、甘草三味用清水煎二次，取 200 毫升兑入柚子汁，分三次温服。具有健脾益肺、化痰止咳的功效。主治咳嗽痰多、喉痒胸闷等症。

专家提醒

柚子性寒，脾胃虚寒者慎食。

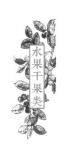

黑芝麻

—— 补肾润肠
附：白芝麻

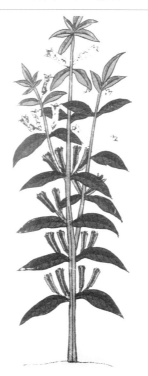

主要成分：脂肪、蛋白质、芝麻酚、芝麻素、芝麻林素、
维生素、卵磷脂、钙、磷、铁、叶酸、烟酸、蔗糖、
卵磷脂、戊聚糖等。

性味归经：味甘，性平，入肝、脾、肾经。

功效主治：补血明目，祛风润肠，生津养发，补肝肾通乳。
主治须发早白、眩晕耳鸣、腰膝酸软、四肢无力、
产后血虚、乳汁不足、肠燥便秘等症。

用法用量：炒食或入丸、散，9～15克。

[成分功效]

黑芝麻含脂肪油高达62%，其中主要成分为油酸、亚油酸、棕榈酸、花生酸等油酯，大部分为不饱和脂肪酸。黑芝麻可降低血糖，增加肝脏及肌肉中糖原含量。黑芝麻尚有延缓衰老及致泻作用。

长期服用黑芝麻，对慢性神经炎、末梢神经麻痹、高血压等症有一定治疗作用。芝麻油是一种促凝血药，可用于治疗血小板减少性紫癜和出血性素质者。

[美味食单]

黑芝麻粥：黑芝麻15克，粳米60克，加水煮成稀粥食，亦可加糖调味服用。具有滋补肝肾、养血祛风的作用。主治肝肾两虚、筋骨不健、四肢酸软无力等症。

黑芝麻蛋糕：黑芝麻酱30克，莲藕60克，低筋面粉60克，自发粉15克，鸡蛋2个，砂糖30克，鲜奶4杯。制法：莲藕去皮，横切成薄片，再分切成小片；将蛋打入大碗里，搅散成蛋汁后，倒黑芝麻酱入其间，彻底搅拌均匀；再加砂糖、鲜奶，然后搅拌均匀；接着倒低筋面粉、发粉，彻底搅拌均匀，再倒藕片，拌匀。倒入制作蛋糕用的小纸杯容器，放入微波炉，加热4分钟即成蛋糕。具有养血、润肠、通便的作用，适用于便秘、贫血、容颜无光泽者。

芝麻菊花瘦肉汤：黑芝麻30克，茯苓30克，鲜白菊花20克，猪瘦肉100克。制法：黑芝麻洗净，用清水略浸，捣烂；茯苓洗净；菊花洗净，用花瓣；猪瘦肉洗净切片，用调味料腌过。先将芝麻、茯苓放入汤锅中，加适量清水，煮半小时，然后放入瘦肉和菊花，煮熟，调味可食。具有滋补肝肾、保健养颜的作用。适用于肝肾不足所致头发早白、大便燥结等症。

黑芝麻糊：黑芝麻60克，大米60克，杏仁1克，胡桃仁30克，柏子仁20克，共研细末，用水适量调成糊状，煮熟加白糖30克服。本品具有健脾润肠的作用。适用于秋燥便秘，尤其适用于老年功能性肠燥便秘者。

[药用验方]

桑麻丸：桑叶（经霜者）250克，黑芝麻250克，共研细末，炼蜜为丸，如梧桐子大。每次服10克，一日两次。具有滋补肝肾的作用。适用于肝肾虚损、精血不足、眩晕耳鸣或眼干目昏、须发早白或秃发、肠燥便秘等症。

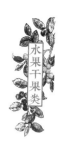

黑芝麻通便汤：黑芝麻 30 克，当归 10 克，肉苁蓉 15 克，杏仁 10 克，柏子仁 15 克。每日 1 剂，水煎服。具有润肠通便的作用。主治肠燥便秘、腹胀不适等症。

专·家·提·醒

1. 脾虚便溏或遗精滑泄者忌用黑芝麻。

2. 黑芝麻榨油后的饼对家畜有毒，切不可食，否则可引起绞痛、震颤、呼吸困难、胀气、咳嗽等毒性反应。

白芝麻

白芝麻为胡麻科植物芝麻的白色种子。产地及采收同黑芝麻。白芝麻含水分 5.42％，油脂 52.75％，蛋白质 22.69％，粗纤维 7.57％，糖类 6.30％，灰分 5.25％。白芝麻油的主要成分为油酸和亚麻酸，其他成分为硬脂酸和软脂酸，还含维生素 E 和芝麻酚，并富含钙质。白芝麻性味甘平。具有润燥、滑肠的功效。主治大便秘结、小儿头疮等症。内服煎汤或研末，外用捣敷均可。

梨

——润肺止咳

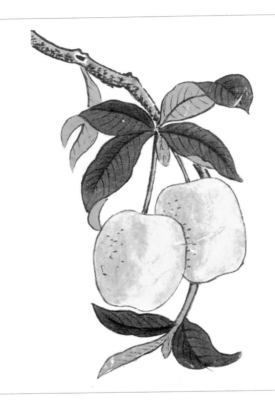

主要成分：果糖、葡萄糖、蔗糖、蛋白质、脂肪、胡萝卜素、粗纤维、烟酸和多种维生素、钙、磷、铁，以及柠檬酸、苹果酸等有机酸。

性味归经：性凉，味甘、微酸，入肺、胃经。

功效主治：清热润肺，化痰止咳，生津止渴。主治肺燥干咳热咳、咽燥疼痛、热病伤津烦渴、大便燥结、饮酒过多等症。

用法用量：生吃、熟食、绞汁或熬膏食或煎汤服，一般用量60~120克。

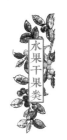

〔成分功效〕

梨含有丰富的果糖、葡萄糖、蔗糖、蛋白质、脂肪、胡萝卜素、粗纤维、烟酸和多种维生素、钙、磷、铁，还含有柠檬酸、苹果酸等有机酸。

现代医学研究表明，梨有保肝、助消化、促进食欲的作用。

〔美味食单〕

川贝蒸梨：大鸭梨1个，洗净，挖去核，连皮切碎；川贝母6克研末，冰糖6克。以上三味一并放入碗中隔水蒸熟，分早晚温服。具有清热生津、润肺止咳的作用。适用于肺部燥热、咳嗽痰黄稠、咽喉干燥等症。

鸭梨汁：大鸭梨4枚，洗净，挖去核，连皮切碎。以清洁纱布榨汁，频饮。具有清热润肺的作用。适用于外感温热病邪、因发热而致津伤口渴等症。

〔药用验方〕

雪梨膏：雪梨1000克，蜂蜜250克。先将雪梨洗净去核，榨汁，兑入蜂蜜熬，炼蜜收膏。每次服20ml，每日2次。具有润肺止咳的功效。主治干咳久咳、失音气促、痰中带血等症。

·专·家·提·醒·

1. 梨性寒，凡脾胃虚寒、便溏腹泻者，不宜服用。

2. 梨不宜吃得过多，多吃伤脾胃、助阴湿，故脾胃虚寒、口吐清涎、大便溏泻、腹部冷痛者，应谨慎吃梨。

苹 果

——止泻通便

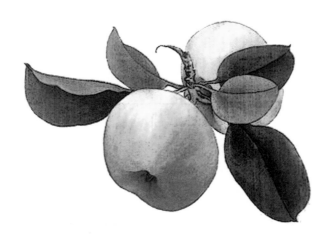

主要成分: 多种维生素（A、B、C等）、蛋白质、糖类、脂肪、胡萝卜素、纤维素、果胶、苹果酸、烟酸、枸橼酸、鞣酸、磷、钙、铁、钾、锌等。

性味归经: 性凉，味甘、酸，入肺、胃经。

功效主治: 健脾开胃，生津止渴，润肺除烦。主治中气不足、消化不良、气壅不通、烦热口渴、饮酒过度等症。

用法用量: 每次吃1个或半个。生食，绞汁，煎汤，熬膏，做果脯，煎汤服或以干品研末服。

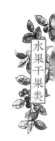

〔成分功效〕

现代医学研究表明，苹果所含大量苹果酸可使积存体内的脂肪分解，能防止体态过肥。苹果能增加胆汁分泌，避免胆固醇沉积形成胆结石。苹果能对抗动脉硬化，防治冠心病。荷兰医家对 805 名 56～84 岁老人进行长期调查研究，提出新见解，若每天吃 1 只苹果，可使冠心病患者死亡率减低一半。苹果还有利于平衡体内电解质，增强记忆并提高智力。苹果又有预防和恢复疲劳的作用。苹果中的钾能与体内过剩的钠结合，使之排出体外，若食入过多盐分时，可吃苹果以解除。因此，常吃苹果或饮苹果汁，对高血压的防治也有一定益处。

〔药用验方〕

玉容丹：鲜苹果 1000 克，蜂蜜 500 克。将苹果洗净去皮去核，切碎捣烂，绞汁取汁液，熬成稠膏，加蜂蜜混匀，装瓶备用，每次 1 汤匙，温开水送服，一日二次。具有开胃生津的作用。适用于胃阴不足、咽干口燥、不思饮食等症。

苹果川贝汤：苹果 200 克，川贝 10 克。先将苹果洗净、去皮、去核，切去头部，挖出果心，再将苹果加水与川贝、蜜糖炖汤，喝汤吃苹果，每日 2 次服完。具有润肺止咳的功效。主治肺燥咳嗽、久咳不愈等症。

—— 专·家·提·醒 ——

1. 苹果性凉，故脾胃虚寒、腹痛腹泻者，不宜多吃。
2. 苹果不宜多食，食过量易致腹胀。

桃

——活血益气
附：桃仁

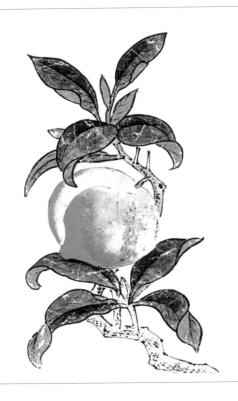

主要成分：葡萄糖、果糖、蔗糖、木糖、蛋白质、脂肪、
胡萝卜素、烟酸和维生素（B_1、B_2、C），以及铁、
钙、磷、柠檬酸、苹果酸等。

性味归经：性温，味甘、酸，入胃、大肠经。

功效主治：生津润肠，活血益气。主治津少口渴、肠燥便秘、
乏力眩晕、痛经遗精、自汗盗汗等症。

用法用量：生食、蒸食、熬膏或浸酒服，或做果脯。

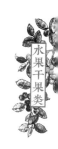

〔成分功效〕

桃子维生素C含量比苹果和梨还多，含铁量在水果中占首位。桃仁含苦杏仁苷、苦杏仁酶、挥发油、脂肪油，油中含油酸、亚油酸。

〔药用验方〕

蜜桃煎：大桃1000克，洗净去皮核，切片取汁；白沙蜜500克，炼净，与桃一同熬成煎。每次服30克，每日2～3次。具有益气生津的作用。适用于年老体虚、气血不足、乏力眩晕等症。经常服食有延年益寿之功。

桃麦止汗汤：桃干（未成熟的桃干果）30克，浮小麦30克，生黄芪20克，桑叶20克，水煎二次，取300毫升药液，分三次服。具有益气止汗的功效。主治虚汗、盗汗等症。

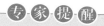

1. 桃子性温，多食令人生热。
2. 桃子活血作用较强，月经过多者及孕妇不宜多食。
3. 桃子不宜与鳖同食，易引起胃痛。
4. 桃仁含苦杏仁苷，被酶水解后而产生有毒的氢氰酸，故桃仁不宜多食。

桃仁

桃仁为蔷薇科植物桃或山桃的干燥成熟种子，因来源不同分为桃仁和山桃仁两种。以粒饱满、完整、外皮色棕红、内仁白者为佳。以山东所产品质最佳。按炮制方法不同分桃仁、焯桃仁和炒桃仁3种。桃仁味苦甘性平。入心、肝、大肠经。具有破血祛瘀、润肠通便的功效。主治闭经痛经、瘀血腹痛、阴虚血燥津亏之便秘等症。用量：煎服5～10克，捣碎用。桃仁走而不守，泻多补少，过量及用之不当，能使血流不止，损伤真阴。故无瘀血或血虚及便溏者不宜用，咳血及孕妇忌服。

猕猴桃

——清热通淋

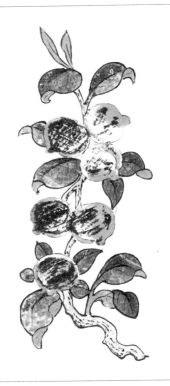

主要成分：糖分、蛋白质、类脂、钙、磷、铁、钾、钠、镁、维生素、有机酸、类胡萝卜素。

性味归经：性寒，味甘、微酸，入脾、胃、肝、肾经。

功效主治：清热生津，和胃降逆，利尿通淋。主治消化不良、食欲减退、呕吐腹泻、烦热口渴、热淋石淋、小便涩痛、消渴黄疸等症。

用法用量：生食、榨汁饮或浸酒服。煎汤一般用 30～60 克。

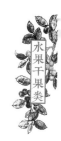

〔成分功效〕

每 100 克鲜猕猴桃果中含维生素 C 100 ~ 200 毫克，比柑橘高 5 ~ 8 倍，比苹果高 19 ~ 83 倍，比梨高 32 ~ 130 倍。研究认为，食用猕猴桃鲜果及其果汁制品可以防止亚硝酸胺（致癌物质）的产生，还可降低血中胆固醇及甘油三脂水平，对消化道癌症、高血压、心血管病具有显著的防治和辅助治疗作用，对肝炎和尿道结石等病有良好的防治效果，尚有一定的降血压、延缓衰老、保肝、抗炎作用。

〔美味食单〕

猕猴桃蜂蜜煎：猕猴桃 100 克，蜂蜜 60 克。猕猴桃除去外皮，捣烂，加蜂蜜煎熟食。具有清热生津的作用。适用于热伤胃阴、烦热口渴、便干尿黄等症。

猕猴桃姜汁饮：猕猴桃 250 克，生姜 30 克，分别捣烂，绞汁，混合均匀，分 3 次服。具有和胃降逆的作用。适用于热壅中焦、胃气不和、反胃呕吐等症。

〔药用验方〕

猕猴桃通淋汤：鲜猕猴桃 200 克去皮捣汁，猕猴桃鲜根皮 100 克，海金沙 15 克，车前子草各 10 克，水煎，每日早晚各服 1 次。具有利尿通淋的功效。主治热淋、石淋、小便不爽、淋沥疼痛等症。

专·家·提·醒

猕猴桃性寒，脾胃虚寒者慎食，大便溏泻者不宜吃。

花 生
——滋补益寿
附：花生衣

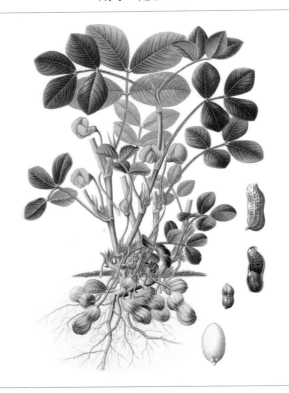

主要成分：脂肪、蛋白质、氨基酸、卵磷脂、嘌呤、油酸、亚油酸、棕榈酸、硬脂酸、花生酸、泛酸及维生素B、维生素，还含有钙、磷、铁、纤维素、胆碱、甜菜碱。

性味归经：性平，味甘，入肺、脾经。

功效主治：润肺止咳，润肠通便，止血通乳，滋补调气。主治肺虚咳嗽、脾虚少食、消瘦乏力或小儿营养不良、肠燥便秘、乳汁稀少等症。

用法用量：花生煎汤，用30克；研碎冲服，每次10～15克；炒熟或煮熟食用30～60克。

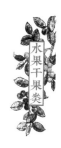

〔美味食单〕

花生炖猪脚: 猪脚 2 个, 除去蹄甲和毛后, 洗净; 花生 60 克。二者同入锅, 加适量水, 小火炖熟, 加味精、胡椒、食盐调味食。具有滋补通乳的作用, 适用于产后乳汁缺乏等症。

花生赤小豆汤: 花生 60 克, 赤小豆 60 克, 大枣 30 克, 莲子 15 克, 加水煮熟, 喝汤吃花生等。具有健脾通便的作用。适用于治脚气病、脾虚浮肿、食少乏力、便溏腹泻、精神倦怠等症。

〔药用验方〕

花生煎: 花生仁(带皮)100 克, 花生壳 100 克, 黄精 20 克, 何首乌 20 克, 大枣 10 枚, 紫草 20 克, 水煎服。具有滋补止血的功效, 主治过敏性紫癜、再生障碍性贫血、体乏头晕等症。

·专·家·提·醒·

1. 体寒湿滞及肠滑便泻者不宜生食过多花生。
2. 花生炒食过多, 易生热上火, 使眼、口、鼻干燥。
3. 禁食霉变的花生。因花生仁易霉变, 产生黄曲霉菌毒素, 可致肝癌。

花生衣

花生衣为花生仁表面的种皮, 含脂质、焦性儿茶酚型鞣质、赭朴吩。花生衣可缩短凝血时间, 促进骨髓制造血小板。近年发现口服花生米能缓解血友病患者的出血症状, 对其他某些出血性疾病亦有止血功效。花生米皮的止血效果较花生仁本身强 50 倍, 但炒熟后效果大减。另外, 还对防治神经炎、脚气病、唇炎、视物不清等病有效。花生衣用 5~10 克。

荔枝

——滋补五脏

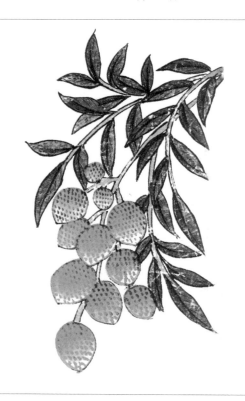

主要成分： 葡萄糖、蔗糖、蛋白质、脂肪、维生素（A、B、C）、烟酸、柠檬酸、苹果酸、精氨酸、色氨酸，以及果胶、钙、磷、铁等成分。

性味归经： 性温，味甘、酸，入脾、肝经。

功效主治： 生津止渴，滋养心血，健脾止泻，养肝益肾。主治胃阴不足、烦渴、呃逆、胃痛、牙痛、脾虚食少或腹泻、血虚心悸、病后体虚等症。

用法用量： 生食，煎汤，每次用10枚；或浸酒服，或烧存性研末。

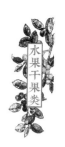

〔成分功效〕

荔枝果肉含葡萄糖66%、蔗糖5%、蛋白质1.5%、脂肪1.4%，还含维生素（A、B、C）、烟酸、柠檬酸、苹果酸等有机酸；尚含多量游离的精氨酸和色氨酸，以及果胶、钙、磷、铁等成分。现代科学研究表明，荔枝对大脑组织细胞有补养作用，能明显改善失眠、健忘、神疲等症，还能促进皮肤组织细胞的新陈代谢，改善色素的分泌及沉着。

〔美味食单〕

荔枝红枣汤： 荔枝干30克去壳，大枣30克，加水煎汤服。具有补益气血的作用。适用于气血虚亏、食少乏力等症。

〔药用验方〕

荔枝止泻汤： 干荔枝10枚（去壳），山药15克，莲子15克，水煎服。具有健脾止泻的功效。主治年老体虚、脾虚泄泻等症。

专·家·提·醒

1. 阴虚火旺、咽喉肿痛及鼻出血者不宜吃荔枝。

2. 过量吃鲜荔枝能导致发热上火，还可得"荔枝病"（即"低血糖症"），轻则恶心，四肢无力；重则头晕、昏迷。因此，荔枝不可连续多吃，更不要让儿童多吃。如出现上述症状，可立即服糖水或用50%的葡萄糖40～60毫升静脉注射，或取荔枝壳煎汤饮用，能使症状缓解。

石 榴

——涩肠止泻

附：石榴皮

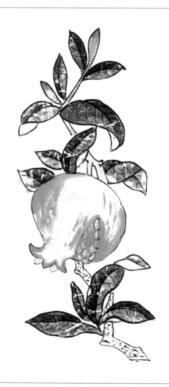

主要成分： 糖类、果胶、有机酸、维生素C、游离氨基酸、
钙、钾、镁、钼、铜、铁、铬等。

性味归经： 性温，味甘、酸、涩，入大肠、肾经。

功效主治： 生津止渴，涩肠止血，杀虫止痢。主治咽喉干燥、
口渴、虫积、久痢等症。

用法用量： 煎汤用 10～30 克；生食或捣汁，适量。

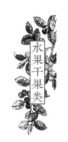

〔成分功效〕

石榴果实可食用部分占果实总重的 52％，其中包括 78％的果汁和 22％的种子。新鲜果汁含水分 85.4％、总糖 10.6％、果胶 1.4％，每百毫升果汁尚含有机酸 0.1 克，维生素 C 0.7 毫克，游离氨基酸 19.6 毫克，灰分 0.05 克。果汁含所有人体必需的氨基酸，其中缬氨酸和蛋氨酸含量相当高。果汁中还含有钙、钾、镁、钼、铜、铁、铬和其他微量元素。其维生素含量比苹果、梨高约 1 ～ 2 倍。

石榴子油有雌性激素样作用。酸石榴皮煎剂对白喉杆菌、金黄色葡萄球菌、史氏、福氏痢疾杆菌及变形杆菌等有抑制作用。水浸剂对堇色毛菌、红色表皮癣菌等 10 余种皮癣菌有抑制作用。

〔美味食单〕

石榴西米粥：石榴 1 个，剥皮去子切碎；西米 60 克，加水熬煮成粥，调入白糖及桂花，便成了美味独特的石榴西米粥。具有健脾养胃的作用。适用于病后体弱、食欲不振等症。

〔药用验方〕

石榴皮止泻汤：石榴皮 30 克，马齿苋 30 克，山楂 30 克，水煎二次，取药液 300 毫升，分三次服。具有健脾止泻的功效。主治消化不良、腹泻腹痛，肠炎久痢等症。

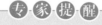

专·家·提·醒

虚火旺盛便秘者不宜吃石榴。

石榴皮

石榴皮为石榴科植物石榴的干燥果皮。石榴皮味酸涩性温。入胃、大肠经。 具有涩肠止泻、杀虫的功效。主治久泻、久痢、脱肛、便血、滑精、崩漏、带下、虫积腹痛、疥癣等症。水煎服用量 10 ～ 30 克，或入丸散。外用适量，研末调敷或煮水熏洗。注意：泻痢初起忌服石榴皮。

草 莓

——清热凉血

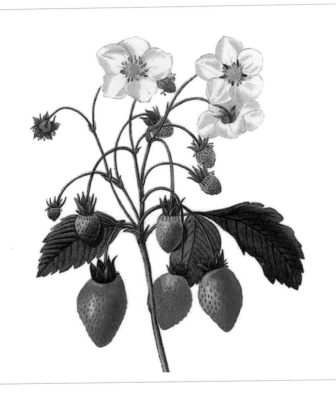

主要成分： 氨基酸、蔗糖、果糖、葡萄糖、柠檬酸、苹果酸、
果胶、胡萝卜素、维生素、钙、磷、铁、钾、镁等。

性味归经： 性凉，味甘、酸，入脾、胃、大肠经。

功效主治： 润肺生津，健胃和中，益气养血，凉血清热，
利尿解酒。主治肺燥咳嗽、津少口渴、食欲不振、
消化不良、神疲面黄、牙龈出血、口舌生疮、
咽喉疼痛、便秘等症。

用法用量： 生食或绞汁服，每次用 60~100 克；作食品适量。

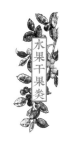

〔成分功效〕

草莓是低糖佳果，它所含维生素 C 是梨的 9 倍，苹果的 2.5 倍。

从草莓中分离出的并没食子酸可以抑制多种化学致癌物所导致的癌症，如多环芳香族碳氢化合物、N– 亚硝胺、黄曲霉素、芳香胺等。

现代医学研究表明，草莓可预防坏血病，防治动脉硬化、冠心病、高血压、脑溢血，所含胺类物质对白血病、再生障碍性贫血有辅助治疗作用，所含鞣花酸能保护人体组织细胞不受致癌物质伤害。

〔药用验方〕

草莓汁：鲜草莓 500 克，洗净捣烂如泥，绞汁服。具有益气生津的作用。适用于久病体虚、神疲乏力、面色萎黄、津少口渴等症。

草莓西瓜饮：鲜草莓 250 克，西瓜瓤 250 克，洗净捣烂，用冷开水调匀，分 3 次服。具有清热凉血、润肺生津的功效。主治齿龈出血、口舌糜烂、咽喉肿痛、大便秘结等症。

专·家·提·醒

1. 草莓性寒，脾胃虚寒、大便溏泄者不宜多食。
2. 肺寒咳嗽、痰白而多者不宜吃草莓。

甘 蔗

——生津解酒

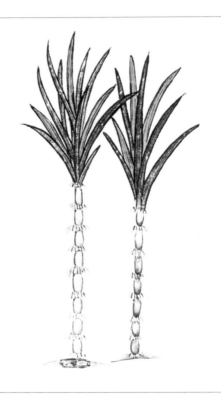

主要成分： 糖类（蔗糖、葡萄糖、果糖）、蛋白质、脂肪、钙、磷、铁。

性味归经： 性寒，味甘，入肺、脾、胃经。

功效主治： 清热生津，润燥降气，解暑止渴，除烦解醉。主治热病津伤、心烦口渴、反胃呕吐、肺燥咳嗽、大便燥结、醉酒中毒等症。

用法用量： 煎汤用 30～90 克；或绞汁、生食（嚼汁咽）、煮粥服。

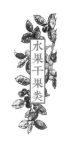

〔成分功效〕

甘蔗含糖类，由蔗糖、葡萄糖、果糖三种成分构成。还含蛋白质、脂肪、钙、磷、铁。甘蔗汁中富含多种氨基酸，如天门冬氨酸、谷氨酸、丝氨酸、丙氨酸、亮氨酸、赖氨酸等成分。

〔美味食单〕

甘蔗小米粥：甘蔗 500 克绞汁，小米 60 克如常法加水煮粥， 粥熟后将甘蔗汁调入粥内食用。具有健脾润燥的作用。适用于脾虚肺燥、燥热咳嗽、咽干喉痛等症。

甘蔗红枣汤：甘蔗 500 克洗净切碎，红枣 30 克，加水煎汤代茶饮。具有补益生津的作用。适用于妇女虚弱、月经不调、口干舌燥等症。

〔药用验方〕

甘蔗西瓜饮：甘蔗 1000 克榨汁，西瓜瓤 1000 克榨汁，两汁混匀频服。具有益气和中、生津止渴的功效。主治暑热大汗、心悸气短、精神恍惚或反胃呕吐、泄痢日久及中风失音等症。凡热性病饮甘蔗汁、西瓜汁最好，因甘蔗汁有"天生复脉汤"之称；西瓜汁有"天然白虎汤"之称。

专·家·提·醒

1. 脾胃虚寒、大便溏泻者不宜多吃甘蔗。

2. 霉变甘蔗不能吃。甘蔗受节菱孢霉菌感染易发霉，霉变甘蔗可引起中毒，轻者呕吐、头痛、腹泻，重则口吐白沫、不省人事，甚至丧命。所以，凡是甘蔗切开的剖面呈棕黄色或灰黑色，吃时有酸味或酒糟味，说明甘蔗已发生霉变，切不可食用。

椰 子

——养胃增液

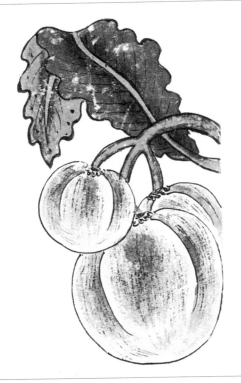

主要成分： 椰肉含椰子油、碳水化合物及蛋白、维生素类、生育酚等。椰子浆含葡萄糖、果糖、蔗糖、脂肪、蛋白质、铁、磷、钙、钾、镁、生长激素及维生素 C。

性味归经： 性平，味甘，入脾、胃经。

功效主治： 椰肉补益脾胃、杀虫消疳，主治小儿疳积、面黄肌瘦、食欲不振、绦虫、姜片虫等症。椰汁生津利水，适用于津少口渴及水肿、小便不利。椰子壳杀虫解毒，可用于杨梅疮、筋骨酸痛。椰子油外涂可用于疥癣、冻疮及神经性皮炎。

用法用量： 椰子肉每次用 60 ～ 120 克。椰汁用 100 ～ 200 毫升。

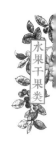

〔成分功效〕

椰肉含椰子油、碳水化合物及清蛋白、球蛋白、醇溶蛋白等各种蛋白，并含有维生素类及生育酚等成分。油中的成分为癸酸、棕榈酸、油酸、月桂酸、羊油酸、羊蜡酸、脂肪酸、游离脂肪酸及多种甾醇物质。椰子浆含葡萄糖、果糖、蔗糖、脂肪、蛋白质、铁、磷、钙、钾、镁、生长激素及维生素 C。外果皮含氢氰酸、纤维素、木质素、戈聚糖、灰分等成分。

〔美味食单〕

椰肉蒸鸡：椰肉 120 克，切小块，鸡肉 250 克，加糯米 250 克，隔水蒸熟，加味精、香油、食盐调味后食用。具有健脾开胃的作用。适用于脾虚神疲、四肢无力、食欲不振等症。

〔药用验方〕

椰子增液汤：椰子水 200 毫升，玄参 20 克，麦冬 20 克，花粉 20 克。三味中药水煎取 200 毫升，兑入椰汁，分四次服。具有清热生津的功效。主治津液不足之口渴、暑热烦渴等症。

专·家·提·醒

脾胃虚弱、腹泻、腹痛者不宜吃椰子。

芒 果

——生津益胃

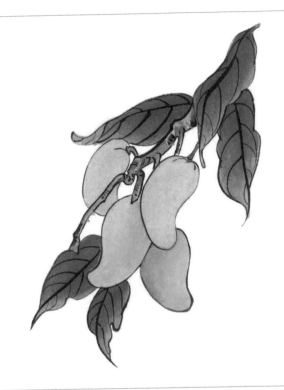

主要成分：糖类、蛋白质、粗纤维、灰分、果酸、β胡萝卜素等。

性味归经：性凉，味甘，入脾、胃经。

功效主治：生津止渴，益胃止呕，利尿。主治津液不足、口渴咽燥及呕吐、小便不利等症。

用法用量：生食1~2个，或水煎服。

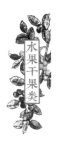

〔成分功效〕

芒果果实含杜果酮酸、异杜果醇酸、阿波酮酸、阿波醇酸等三萜酸；并含多酚类化合物如没食子酸、间双没食子酸、没食子鞣质、槲皮素、异槲皮苷、芒果苷、并没食子酸等；还含多种类胡萝卜素，其中 β 胡萝卜素约占 60%，其他尚有胡蝶梅黄素等 10 多种。带皮果实含水 78.1% ~ 82.1%，总糖 11.4% ~ 12.4%，糖原 2.97% ~ 5.32%，蛋白质 0.4% ~ 0.9%，粗纤维 0.90% ~ 1.24%，灰分 0.63% ~ 1.13%，叶酸 7.26%。每百克果实含维生素 C 56.4 ~ 98.6 毫克，维生素 B_1 57 ~ 63 毫克，维生素 B_2 37 ~ 73 毫克。芒果干含水 14.74%，酒石酸 6.10%，柠檬酸 4.23%，草酸 1.08%，葡萄糖 3.00%，灰分 5.44%。

现代医学研究表明，芒果可祛痰止咳，防治心血管病，还具有抗癌作用。

〔药用验方〕

芒果茶：芒果 2 个，洗净，煎水代茶频饮。具有生津止渴的作用。适用于慢性咽喉炎、音哑口渴、咽喉干燥等症。

芒果止痛汤：芒果 2 个，元胡 10 克，郁金 10 克，炒川楝子 6 克，水煎服，每日 1 剂。具有理气止痛的功效。主治气滞腹痛、两胁胀满、嗳气呃逆等症。

专·家·提·醒

1. 芒果不宜多吃，否则易导致皮肤黄染，甚或引起黄疸。

2. 饱饭后不宜吃芒果，芒果不可与大蒜等辛辣物品共吃，否则会引起"发黄病"。

3. 肾炎患者应慎食芒果。

4. 芒果叶及种子均含有氢氰酸，误食可引起中毒。药用应炮制。

菠萝

——解暑止渴

主要成分：蛋白质、脂肪、糖类、粗纤维、钙、磷、铁、胡萝卜素、烟酸和多种维生素、有机酸、苹果酸及柠檬酸等。

性味归经：性平，味甘、微酸涩，入大肠、小肠经。

功效主治：解暑除烦，生津止渴，健胃消食。适用于暑热烦渴、津少口渴、消化不良等症。

用法用量：生食、绞汁或煎汤服。适量应用。

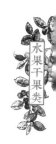

〔成分功效〕

菠萝果汁中含有菠萝蛋白酶，可在胃里分解蛋白质，帮助人体对蛋白质食物的消化和吸收。食肉类及油腻食物后，吃些菠萝最为有益。菠萝中的糖、盐及酶有利尿作用，对肾炎、高血压有益，对治疗支气管炎也有一定功效。现代药理研究表明，菠萝所含蛋白酶能将阻塞于组织的纤维蛋白及血块溶解掉，有助于治疗炎症、水肿、血肿，可辅助治疗心脏病。

〔美味食单〕

菠萝汁：菠萝1个，捣烂绞汁，每次用半茶杯，凉开水冲服。具有生津解渴的作用。适用于热病烦渴等症。

菠萝猪肉汤：菠萝250克（剥去种皮），瘦猪肉100克，烧汤调味服用。具有补中益气、通乳的作用。适用于产后乳汁缺乏等症。

〔药用验方〕

菠萝止泻汤：菠萝肉100克，菠萝叶100克，马齿苋30克，陈皮10克，水煎二次，取药液300毫升，分三次温服。具有消食止泻的作用。主治肠炎、腹泻、消化不良等症。

专·家·提·醒

1. 菠萝果汁中含菠萝蛋白酶，少数人吃菠萝会发生过敏反应，一般表现为在吃菠萝15～60分钟后出现腹痛、腹泻、恶心、呕吐、头痛、头昏、出冷汗、皮肤潮红、全身发痒、四肢及口舌发麻，严重者还可出现呼吸困难、甚至休克等情况。应立即到医院治疗。

2. 患消化道溃疡、肾病及血液凝固功能不全者应少吃或不吃菠萝。

3. 不要在空腹时吃菠萝。

4. 菠萝果面凹凸不平，去皮费劲，削时先挖平果面凸出部分，再顺果眼的排列，逐行雕沟挖除内陷部分，最后切成圆片，在2%食盐水中浸渍2～3分钟后进食。一则可使菠萝的味道更甜，二则使一部分有机酸分解在盐水中，减少中毒。

桑葚
——补肾养血

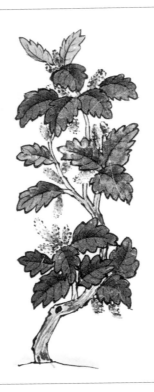

主要成分： 胡萝卜素、烟酸、多种维生素，还含丰富的葡萄糖、丁二酸、柠檬酸、鞣酸、苹果酸、钙质、无机盐、芸香苷、琥珀酸、酒石酸等。

性味归经： 味甘，性凉，入肝、肾经。

功效主治： 补肝益肾，养血滋阴，润肠通便。主治头晕目眩、口渴耳鸣、须发早白、失眠多梦、消渴便秘、腰酸腿软等症。

用法用量： 水煎服，9～15克。临床上用桑葚多熬膏用。桑葚膏15~30克，温开水冲服。

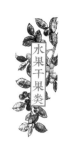

〔美味食单〕

桑葚茶： 鲜桑葚 60 克或干桑葚 15 克，煎水代茶。具有补肾养血、润肠通便的作用，适用于老年人气血亏虚、大便干少等症。

桑葚膏： 桑葚 200 克，熟地 100 克，当归 100 克，枸杞子 500 克，阿胶 50 克，蜂蜜 500 克。将桑葚、熟地、当归、枸杞子用清水煎三次，药液混合浓缩至 500 毫升，加阿胶烊化，最后加蜂蜜拌匀收膏装瓶。每次服 15 克，一日三次，用温开水调匀服。具有滋补肝肾、补益气血的作用。适用于头晕眼花、腰酸腿软、心悸气短等症。

桑葚炖甲鱼： 桑葚 60 克，甲鱼 1 只（约 750 克），枸杞子 10 克，生姜 15 克。甲鱼洗净，去内脏和头趾，与桑葚、生姜同放入锅内炖 2 小时，放入枸杞子煮沸即可食用。具有滋补肝肾的作用。适用于癌症放疗化疗病人体乏无力、腰膝酸软、五心烦热、口干舌燥等症。

〔药用验方〕

桑葚补血汤： 鲜桑葚子 60 克，桂圆肉 30 克，当归 15 克，阿胶珠 10 克。每日 1 剂水煎服。具有补益气血的功效。主治贫血、头晕、乏力、心悸等症。

桑葚调经汤： 桑葚子 30 克，益母草 15 克，红花 6 克，鸡血藤 30 克，香附 10 克，路路通 15 克。每日 1 剂，水煎服。具有疏肝理气、活血调经的功效。主治闭经、少腹疼痛等症。

补肾乌发汤： 桑葚子 30 克，枸杞子 15 克，炙首乌 30 克，黑芝麻 10 克。每日 1 剂，水煎 300 毫升，分三次温服。具有滋补肝肾、乌须黑发的功效。主治发须早白、腰膝酸软等症。

补血通便汤： 桑葚子 30 克，当归 10 克，生首乌 20 克，蜂蜜 30 克。先将桑葚、当归、首乌水煎取 200 毫升，再将蜂蜜兑入调匀，早晚分服。具有养血、润肠、通便的功效。主治老年功能性便秘。

专家提醒

桑葚甘凉滑润，脾胃虚弱、痰湿内停及脾胃虚寒腹泻者勿食。

李 子

——甘酸清热

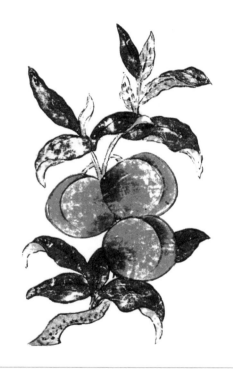

主要成分： 糖类、蛋白质、脂肪、胡萝卜素、维生素 B_1、维生素 B_2、维生素 C、烟酸、钙、磷、铁、天门冬素及谷氨酸、丝氨酸、甘氨酸、脯氨酸、苏氨酸、丙氨酸等多种氨基酸。

性味归经： 性平，味甘、酸，入肝、脾、胃、肾经。

功效主治： 清热生津，消积利水。主治咽干唇燥、津少口渴、大便燥结、消渴食积、水肿、小便不利等症。

用法用量： 生食适量，入药煎汤用 30～60 克；或捣汁饮用，每次 100～300 克。

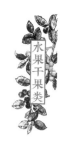

〔成分功效〕

李子核仁含苦杏仁苷，能促进胃酸和消化酶的分泌，增强胃肠蠕动，可用于消化不良、肠燥便秘，也可用于跌打损伤、水肿等。

〔美味食单〕

鲜李子汁：李子 250 克，去核捣碎，绞汁，加蜂蜜少许服用。具有清肝养胃、生津止渴的作用。适用于暑夏炎热、口干渴饮等症。

〔药用验方〕

李核仁汤：李核仁 20 克，桃仁 15 克，杏仁 10 克，火麻仁 20 克，水煎服。具有润肠通便的功效。主治年老体弱肠燥便秘者。

专·家·提·醒

　　1. 吃鲜李子能帮助消化，但不宜多食。李子味酸，多吃则伤脾胃，损牙齿，使人少食腹泻。
　　2. 食用鲜李子后不宜即刻多饮水，否则易引起腹泻。

荸荠
——清凉润燥

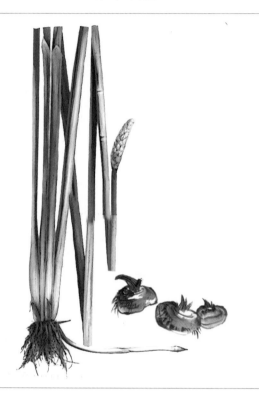

主要成分： 蛋白质、淀粉、脂肪、糖类、钙、磷、铁、维生素 A 原、维生素 B_1、维生素 B_2、维生素 C 等。

性味归经： 性寒，味甘，入肺、胃经。

功效主治： 清热生津，开胃消食，润燥化痰，清音明目。主治热病伤津烦渴、咽喉肿痛、大便秘结、湿热黄疸、小便不利、血热便血、痔疮或痢疾便血、妇女崩漏、阴虚肺燥、痰热咳嗽、麻疹等症。

用法用量： 煎汤用 60 ~ 120 克；亦可生食、绞汁、浸酒或研末服。

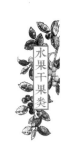

〔成分功效〕

现代医学研究发现，荸荠对金黄色葡萄球菌、大肠杆菌、产气杆菌、绿脓杆菌均有抑制作用。其所含维生素 C、维生素 A，能抑制皮肤色素沉着和脂褐质沉积。

〔药用验方〕

雪羹汤：荸荠 200 克，海蜇头（洗去盐分）100 克，煮汤服。具有润肺止咳的作用。适用于慢性咳嗽、咳吐浓痰等症。

荸荠酒：荸荠 200 克，捣烂，绞取汁液，加入米酒 60 毫升煮热服。具有活血止痢的作用。适用于大便下血、痢疾或崩漏的轻证。

荸荠菊花饮：荸荠 100 克，洗净去皮，捣烂绞汁；菊花 6 克，桑叶 6 克，罗布麻 10 克，每日 1 剂，中药水煎二次，取药液 200 毫升与荸荠汁混合频服。具有清热止眩的功效。主治头晕、头痛、头胀等症。

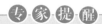

专·家·提·醒

1. 胃虚寒的病人不宜多吃荸荠。

2. 荸荠生长在水塘烂泥中，外皮易受寄生虫卵吸附，尤其易受姜片虫幼虫的浸染，故生食时需先洗净剥皮或煮熟食用，以免幼虫进入肠道，危害人体健康。

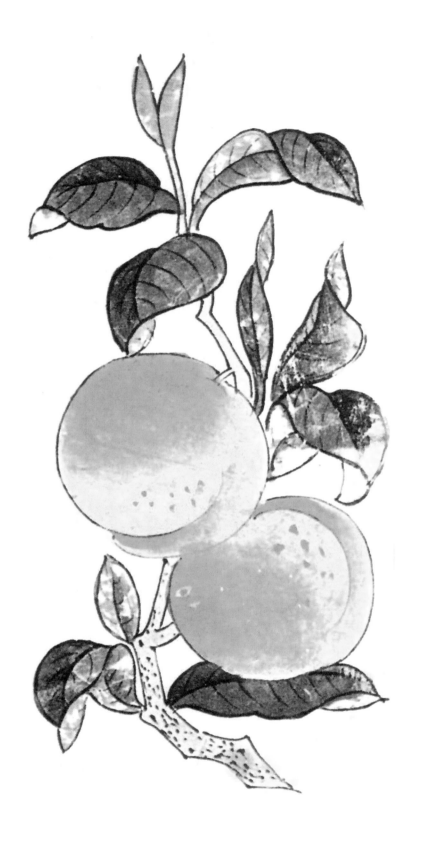

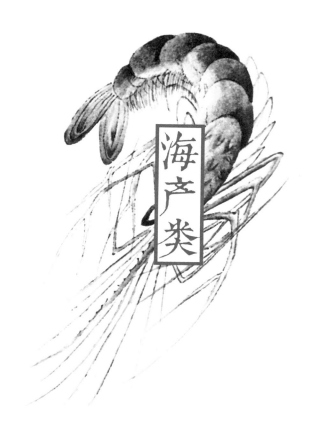

海产类

海 蜇

——清肺化痰

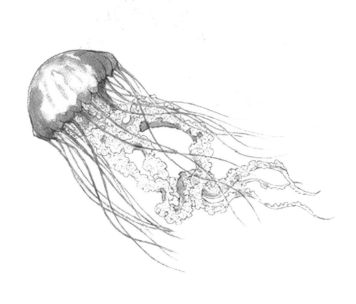

主要成分：蛋白质、脂肪、碳水化合物、多种维生素、灰分、
烟酸、钙、磷、铁、碘、胆碱。

性味归经：性平，味咸，入肝、肾、肺经。

功效主治：清热化痰，消积润肠。主治肺热咳嗽、痰热哮喘、
食积痞胀、瘰疬痰核、大便燥结等症。

用法用量：凉拌生吃或煎汤、煮食、蒸食均可，用量适量，
一般用 100 ～ 200 克。

〔成分功效〕

海蜇每 100 克含水分 65 克，还含蛋白质、脂肪、碳水化合物、多种维生素、灰分、烟酸，以及钙、磷、铁、碘，尚含胆碱。每公斤干海蜇含碘 1320 微克。

〔药用验方〕

雪羹汤：海蜇 100 克，荸荠 250 克（连皮），加水煎汤，空腹顿服或分 2 次服。具有清肺润肠的作用。适用于阴虚痰热、大便秘结等症。

蜜蒸海蜇：海蜇 100 克，切碎，蜂蜜 30 克，拌匀，蒸熟服食。具有养阴润肺的作用。适用于阴虚肺燥、痰热咳嗽、咽干痰稠等症。

海蜇止咳汤：海蜇 30 克，杷叶 15 克，百合 15 克，浙贝母 10 克，水煎二次，取药液 300 毫升，分三次温服。具有清肺止咳的功效。主治肺热咳嗽、痰黄黏稠、胸闷气短等症。

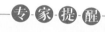

专·家·提·醒

脾胃虚寒者慎食海蜇。

虾
——补肾通络

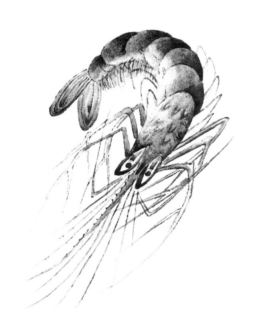

主要成分：蛋白质、脂肪、维生素A、硫胺素、核黄素、尼克酸、钙、磷、铁、硒等。

性味归经：海虾性温味甘咸，入脾、肝、肾经。河虾性温味甘，入肝、肾二经。

功效主治：海虾补肾壮阳，开胃化痰，通络止痛，下乳汁；主治肾虚阳痿、腰膝酸痛、产后气血不足、手足抽搐、头疮、龋齿等症。河虾补肾壮阳，缩泉固精，益气通乳，化脓解毒；主治肾虚阳痿、遗精早泄、乳汁不下、小便失禁、丹毒、痈疮等症。

用法用量：煎汤或酒烫服，或炒食，或煮食，或研末服用，适量（鲜虾250～500克）。

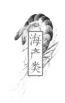

〔成分功效〕

虾含蛋白质甚丰，还含脂肪、维生素 A、硫胺素、核黄素、尼克酸，以及钙、磷、铁、硒等营养成分。

虾可食部分每 100 克含水分 81 克，蛋白质 16.4 克，脂肪 1.3 克，糖类 0.1 克，灰分 1.2 克，钙 99 毫克，磷 205 毫克，铁 1.3 毫克，维生素 B_1 和维生素 B_2 及烟酸 1.9 克，维生素 A 260u，并含细胞色素 C、肌酸酐等。

〔药用验方〕

虾米酒： 鲜河虾 250 克，以黄酒炒熟，一日分 3 ～ 5 次嚼食。具有补肾通络下乳的作用。适用于乳汁不下或无乳等症。

虾蚧散： 虾仁 150 克，蛤蚧 1 对（或 120 克），胡桃肉 60 克，仙茅 60 克，淫羊藿 60 克，小茴香 30 克，共研为细末。每次服 3 克，每日 2 次，温开水送下。具有补肾壮阳的功效。主治畏寒肢冷、腰膝酸痛、肾阳不足、阳痿精少等症。

专·家·提·醒

1. 疮肿及皮肤病患者忌食虾。
2. 阴虚火旺、咯血、哮喘、急性炎症患者不宜食虾。
3. 高血压、痛风患者宜少吃虾。
4. 湿热泻痢、痈肿热痛者忌食虾。
5. 对虾过敏者忌食虾。

紫 菜

——软坚化痰

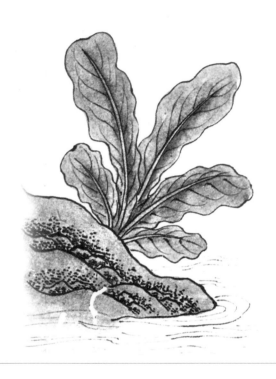

主要成分：蛋白质、多糖、脂肪、叶绿素、胡萝卜素、糖原酶、
　　　　　灰分、胶质、碘、磷、铁等。

性味归经：味甘、咸，性寒，入心、肺、脾、膀胱经。

功效主治：软坚散结，清热化痰，利咽止咳，养心除烦，
　　　　　利水除湿。主治瘿瘤瘰疬、咳嗽痰稠、咽喉肿痛、
　　　　　烦躁失眠、脚气水肿、小便淋痛等症。

用法用量：煎汤、煮食、浸酒，或入丸、散服，每次用
　　　　　10～30克。

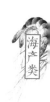

〔成分功效〕

紫菜含蛋白质及钙质居海藻类之首，蛋白质含量与俗称"旱田之肉"的大豆相近。维生素 A 约为牛奶的 67 倍，维生素 B 比香菇多 10 倍，烟酸比黑木耳多 1 倍。紫菜含人体必需氨基酸的比率超过鸡蛋等动物食品。由于紫菜含谷氨酸、丙氨酸、甘氨酸等氨基酸成分，故滋味鲜美。紫菜又含紫菜多糖、脂肪、叶绿素、胡萝卜素、糖原酶、灰分、胶质、碘、磷、铁等成分。紫菜多糖能明显增强细胞免疫和体液免疫功能，在体内外均有明显的抗凝血作用。动物实验证明紫菜还有降血脂、抗肿瘤、延缓衰老、抗辐射、抗白细胞数降低、降血糖及抗肝损伤作用等。

〔美味食单〕

紫菜豆腐汤：紫菜 15 克，猪瘦肉 150 克，豆腐 1 块。先将猪肉、豆腐洗干净切片，同时放入锅内，加水煮熟，然后放入紫菜，调味即可食用。具有清热化痰、软坚散结的作用。适用于瘿瘤瘰疬和痰核肿块者，并可作为预防甲亢患者眼突症的辅助治疗。

〔药用验方〕

紫菜化痰汤：紫菜 15 克，夏枯草 10 克，远志 10 克，生牡蛎 30 克。水煎二次取药液 300 毫升，分三次温服。具有清热化痰、软坚散结的功效。主治淋巴结肿大、甲状腺肿大等病症。

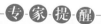

专·家·提·醒

1. 紫菜性寒，脾胃虚寒者不宜食用。
2. 紫菜服食过多易致腹胀，应适量食用。

海 带

——散结软坚

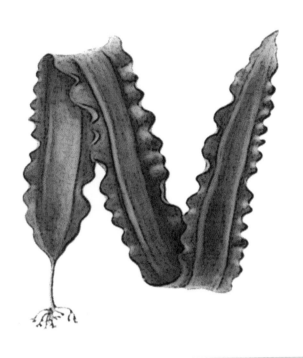

主要成分：蛋白质、粗纤维、钙、铁、碘、藻胶酸、昆布素、甘露醇、海带聚糖、钴、锗等。

性味归经：性寒，味咸，入脾、胃二经。

功效主治：软坚散结，消痰平喘，通行利水，祛脂降压。主治瘿瘤瘰疬、饮食不下、水肿、高血压病等症。适用于甲状腺、颈淋巴结肿大、肝脾肿大、高血压、冠心病患者。

用法用量：煎汤、煮熟、凉拌、糖浸或作丸、散服。每次用 10~30 克。

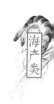

〔成分功效〕

海带含碘量在食品中独占鳌头。碘是人体合成甲状腺素的原料，故吃海带可防治地方性甲状腺肿。海带还含脂肪酸、糖类、胡萝卜素、维生素和尼克酸等。据报道，海带提取物褐藻氨酸有降压作用，并可使血液中的胆固醇含量显著降低，因而对高血压、动脉硬化及脂肪过多症有一定的预防和辅助治疗作用，并可预防白血病和骨痛病。海带提取物又有抗癌作用。

〔美味食单〕

海带丝肉冻： 海带150克，猪肉150克，精盐、白糖、醋各适量，桂皮、八角茴香各少许。制法：将海带泡软、洗净切成细丝；带皮猪肉洗净切成小块。海带、猪肉和桂皮、八角、茴香一同入锅，放适量清水以文火煨至汤汁浓稠、猪肉熟烂，取出桂皮、八角、茴香，再加精盐调味，盛入方盘中，放入冰箱内，冻成肉冻。食用时可蘸醋。特点：清凉晶莹，别有风味。具有滋阴补血的作用。适用于食欲不振、头晕乏力、心悸气短等症。

海带煨排骨： 海带200克，猪排骨500克，葱、姜、植物油、料酒、精盐、味精适量。制法：先用清水将干海带浸泡24小时，并多次换水，洗净切成粗丝；猪排骨洗净切成小块。将炒勺上火，放入植物油烧热，放入葱、姜炝勺，放入猪排骨炒片刻，加料酒和适量水翻炒至出香味时，与海带一起倒入砂锅内，加适量清水，慢火煨至熟，放精盐、味精、料酒再煨至海带、排骨酥烂即可食用。具有益气补血、软坚化痰的作用。适用于甲状腺肿大、淋巴结肿大等症。

〔药用验方〕

海带消瘿汤： 海带60克，海藻30克，生牡蛎30克，浙贝母10克，水煎二次，取300毫升，分三次温服。具有软坚散结、化痰消瘿的功效。主治瘿瘤瘰疬等症。

专·家·提·醒

1. 海带性寒，脾胃虚寒者不宜食用。

2. 海带含一定量的砷，吃过多海带易引起砷中毒。为此，吃海带之前需要将海带浸泡一昼夜，使海带中含的砷溶解于水。

3. 海带做菜，要适当放些醋，如此可使海带中的藻胶酸、钙、铁溶解，便于吸收。

海 参

——补肾益精

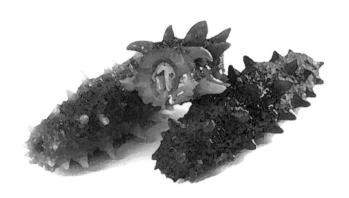

主要成分：蛋白质、脂肪、糖类、硫胺素、核黄素，以及钙、磷、铁、碘等。

性味归经：性温，味咸，入心、胃、肾经。

功效主治：补肾益精，养血润燥，镇静宁神。主治虚劳体弱、肺结核、高血压、贫血、胃溃疡、糖尿病、阳痿、遗精、肠燥便秘、小便频数等症。

用法用量：烹调食用一日30~60克，食疗用量一日100克左右。

［成分功效］

海参是一种高蛋白食品，干品蛋白含量占55％以上。海参还含脂肪、糖类、硫胺素、核黄素，以及钙、磷、铁、碘等成分，不含胆固醇。

［美味食单］

海参扒白菜： 水发海参2只，香菇6朵，白菜200克，蚝油等调味品适量，上汤一杯。制法：香菇用水浸发透后，加少许油及糖腌入味；海参出水，剖开对半；白菜洗净，切段，放入大滚水中灼热，捞起排于碟中；海参及香菇用上汤煮至够稔滑，蚝油勾芡，放在白菜上即可食用。具有补肝肾、益气血、润肠通便的作用。适用于产后气虚体弱、大便秘结等症。

［药用验方］

海参补肾汤： 海参2只（水发），海龙10克，海马10克，黑木耳10克，加水适量，炖熟食用。具有滋肾填精、益气助阳的功效。主治气短乏力、腰酸腿软、阳痿遗精、早泄尿频等症。

专·家·提·醒

脾胃虚弱、便溏者宜少食或不食海参。

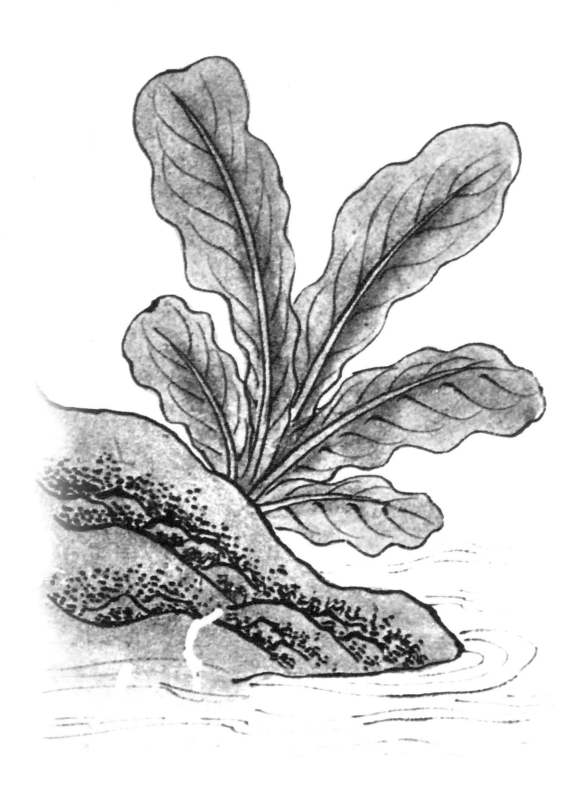

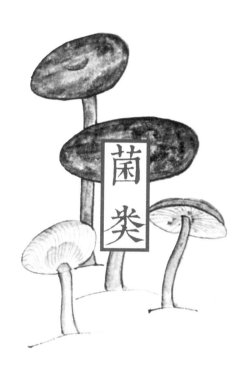

菌类

猴头菇

——养胃抗癌

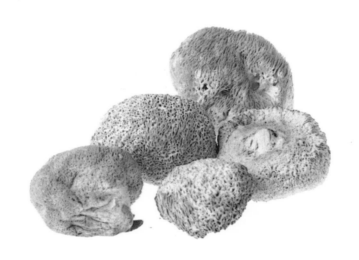

主要成分：猴头菌酮、猴头菌碱、多糖类、挥发油、蛋白质、
脂肪、粗纤维、胡萝卜素、B族维生素、钙、磷、
铁、氨基酸等。

性味归经：性平，味甘，入肝、脾、胃经。

功效主治：健脾养胃，安神，抗肿瘤。主治消化不良、失眠、
胃与十二指肠溃疡、慢性胃炎、消化道肿瘤等症。

用法用量：煎汤或与鸡共煮食，或浸酒或压片服。一般用
量 10 ~ 30 克，鲜品 30 ~ 100 克。

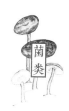

［成分功效］

猴头菇含 17 种氨基酸，包括人体必需的 8 种氨基酸，又含多肽及脂肪族酰胺类物质。动物实验表明其有增强免疫、抗肿瘤、抗溃疡及降血糖作用，尚有延缓衰老作用。猴头菇有增进食欲，增强胃黏膜屏障功能，提高淋巴细胞转化率，升高白细胞等作用，故可使人体提高对疾病的免疫功能。猴头菇还能促进血液循环，降低血液胆固醇含量，为高血压和心血管疾病患者的理想食品。

［美味食单］

猴头鸡汁汤：猴头（干品）100 克，水泡洗净切片；鸡肉 500 克，洗净切块。将猴头与鸡共煮熟，调味即可食用。具有养胃安神的作用。适用于神经衰弱、头昏心悸、失眠、体倦乏力等症。

猴头蛇舌草汤：猴头菇 60 克，猪瘦肉 60 克，白花蛇舌草 60 克，加水煎汤，调味即可服食。具有健脾抗癌的作用。用于食管癌、贲门癌、胃癌、肠癌、肝癌的辅助治疗。

［药用验方］

猴头蜂蜜汤：鲜猴头菇 100 克，蜂蜜 50 克。先将猴头菇加水炖熟后，去渣后加蜂蜜拌匀，分早晚 2 次饭前服完。具有养胃愈疡的功效。主治十二指肠溃疡和慢性胃炎等症。

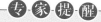

专·家·提·醒

猴头菇含粗纤维较多，做菜宜配高汤或猪肉、鸡肉等荤菜。

黑木耳

——养阴补肾

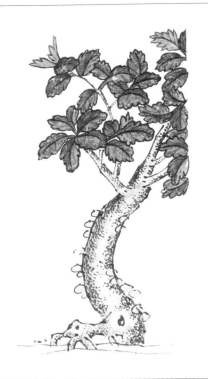

主要成分：木耳多糖、蛋白质、脂肪、糖、粗纤维、钙、磷、
铁、烟酸、维生素、胡萝卜素、尼克酸、胶质、
麦角甾醇、卵磷脂、脑磷脂、植物血凝素等。

性味归经：性平，味甘，入胃、肾经。

功效主治：益气强身，滋肾益胃，补血活血，凉血止血，
镇静止痛，降血压，降血糖。主治痔疮出血、
高血压、糖尿病、便血、痢疾、贫血、便秘等症。

用法用量：水煎、煮汤、炒菜均可，或入丸、散、膏剂，
一般用量 10~15 克。

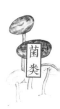

［ 成分功效 ］

黑木耳是含铁量最多的食物之一，并含人体必需氨基酸、赖氨酸及亮氨酸尤其丰富。

实验证明黑木耳具有抗凝血、抗血小板聚集、抗血栓形成、升白细胞作用，对免疫系统有促进作用，还具有降血脂及抗动脉粥样硬化、延缓衰老、抗辐射及抗炎、抗溃疡、降血糖、抗癌、抗突变、抗菌作用等。

黑木耳中的"多糖体"物质是一种抗癌成分，对肿瘤有抑制作用，并有免疫特性，可防治食道癌、肠癌、骨瘤。癌症患者常食有益，健康人常食有防癌作用。黑木耳的胶质可把滞留在消化系统内的代谢废弃物吸附集中起来，排出体外，从而起到清洗肠胃和通便的作用。

［ 药用验方 ］

木耳柿饼羹（《长白山植物药志》）：黑木耳 10 克，柿饼 30 克，一同煮烂，随意吃。具有强身止血的作用。适用于大便干燥、痔疮出血等症。

木耳润肠膏：黑木耳 100 克，水发切碎，桃仁 50 克打碎，杏仁 50 克打碎，火麻仁 50 克打碎，加水共煮至黏稠状，兑入蜂蜜 500 克，拌匀，装瓶备用。每次用开水调服 30 克，早晚各一次。具有补气宣肺、润肠通便的功效。主治老年人、产后和病后体弱者功能性便秘。

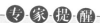

黑木耳滋润滑肠，大便不实者宜少食或忌食。

白木耳

——滋阴润肺

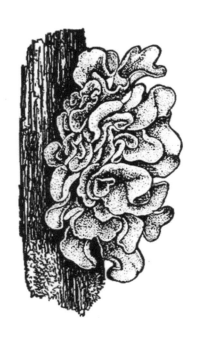

主要成分：蛋白质、16种氨基酸，以及多种维生素、糖醛酸、脂肪、粗纤维、钙、硫、磷、铁、镁、钾、钠等。

性味归经：味甘，性平，入肺、胃、肾经。

功效主治：润肺生津，止咳化痰，滋阴养胃，益气和血，补脑强身。主治低热出汗、肺热咳嗽、痰黏或无痰、痰中带血、胃阴不足、咽干口渴、大便燥结、病后体虚、气短乏力等症。

用法用量：单以文火慢炖，或配其他药同煎汤，蒸、煮、炖成糊状食或研末服，10～20克。

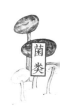

〔 美味食单 〕

冰糖银耳汤: 银耳 30 克 (先用水浸泡) ,冰糖 30 克,加水适量,隔水蒸 1 小时即成。分 3 次服用,每日 1 剂。具有滋阴润肺的作用。适用于肺阴虚、咳嗽、痰少、咽干、口渴等症。

炝银耳干贝: 白木耳 30 克,干贝 30 克,黄瓜 30 克,精盐、味精、葱段、姜丝、花椒、植物油各适量。制法:先将白木耳用温水泡发后择洗净,挤去水放盆内,将干贝用水泡发好,洗净切成丝,上屉蒸透后放白木耳盆内;再将黄瓜洗净切片,和姜丝都放入白木耳盆内。最后将已装盆的各料加精盐、味精。另将炒勺上火,放油烧热放花椒、葱段,慢火烧至花椒粒、葱段呈黑红色,用漏勺捞出花椒粒、葱段,将热油倒入木耳、干贝盆内炝制好调匀即成。具有补气益血、养颜嫩肤、延年益寿的作用。适用于老年体弱、产后体虚、体乏无力、容易疲劳等症。

双耳羹: 银耳 100 克,木耳 100 克,冰糖 30 克。制法:将木耳、银耳用水浸发后去蒂洗净,放入炖盅内,加水炖约 1 小时后放入冰糖,再炖 10 分钟即可食。具有滋阴养颜、润肺生津、补肾强心的作用。适用于手足心热、口干舌燥、干咳无痰、心悸腰痛等症。

〔 药用验方 〕

银耳百合汤: 银耳 15 克,百合 15 克,北沙参 15 克,麦冬 10 克,贝母 10 克,冰糖 10 克,生地 20 克,清水煎取 300 毫升,加白及粉 3 克,分三次服。具有润肺止咳,滋阴止血的功效。主治干咳少痰、痰中带血、口干口渴、五心烦热、倦怠乏力等症。

银耳安神汤: 银耳 20 克,龙眼肉 10 克,炒枣仁 20 克,合欢花皮各 10 克,大枣 5 枚。水煎二次,取 300 毫升,分三次温服。具有滋阴养血、益气安神的功效。用于体质虚弱、口燥咽干、失眠多梦等症。

专·家·提·醒

1. 风寒咳嗽及湿热蕴痰咳嗽者不宜食银耳。

2. 大便溏者不宜食银耳。

3. 实邪伤中,湿滞脾胃者忌食银耳。

4. 银耳易受潮霉变,食用霉变的银耳可引起中毒。如果银耳已受潮变软,可采取风吹阴干后放入清洁卫生的容器内,盖封并置于通风处,并定期检查。

香菇

——抗癌补虚

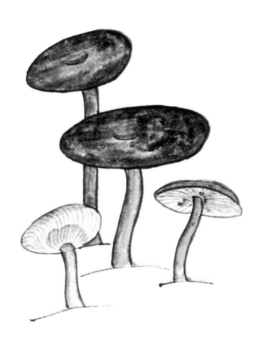

主要成分：蛋白质、脂肪、糖类、香蕈太生、多种氨基酸、乙酰胺、胆碱、腺嘌呤、亚油酸、棕榈酸、多种维生素、烟酸、纤维素、甘露醇、葡萄糖、钙、磷、铁等。

性味归经：味甘，性平，入肝、胃经。

功效主治：扶正补虚，健脾开胃，祛风透疹，化痰理气，解毒，抗癌。主治正气衰弱、神倦乏力、纳呆、消化不良、贫血、佝偻病、高血压、高脂血症、慢性肝炎、盗汗、小便不禁、水肿、麻疹透发不畅、荨麻疹、毒菇中毒、肿瘤等症。

用法用量：水煎汤，亦可炖食或炒菜食，每次 10~30 克。

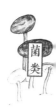

〔成分功效〕

香菇营养丰富，可作为人体酶缺乏症和补充氨基酸的首选食品。香菇中蛋白质有白蛋白、谷蛋白、醇溶蛋白等，又含香菇素、香菇酸、麦角甾醇、丁酸等。香菇中的麦角甾醇无论日光或紫外线照射，皆可转变为维生素 D_2，是抗佝偻病食物之一。香菇所含香蕈太生、丁酸能降低血脂，所含香菇多糖或香菇热水提取物对肉瘤有较高的抑制率。

〔美味食单〕

冬菇豆腐汤：干冬菇 6 只，豆腐 2 块，蒜茸、豆瓣酱、盐、胡椒粉各适量。制法：豆腐略冲净，抹干，切块，即放下滚油内，炸至金黄酥脆捞起，吸干油分，待用。水浸软冬菇，去蒂，洗净，沥干水分，留用。烧热油约 1/2 汤匙，爆香蒜茸豆瓣酱，注入清水，煮至滚，放入冬菇，滚片刻，至出味及汤浓，最后，加入脆豆腐，待再度滚起时，以适量盐及胡椒粉调味，即可盛起，并撒上葱粒，趁热食用。具有健脾和胃、清热解毒、生津润燥、防癌的作用。适用于健康人防癌，也用于胃癌及肠癌病人放疗、化疗的辅助治疗。

〔药用验方〕

香菇降脂汤（《食疗本草学》）：鲜香菇 90 克，用植物油适量、食盐少许炒过，加水煮汤食用。具有健脾开胃、化痰降脂的作用。适用于动脉粥样硬化、高血压、糖尿病、血脂过高的辅助治疗。

治水肿方（《中国药用真菌》）：香菇（干品）16 克，鹿衔草、金樱子根各 30 克，水煎服，每日 2 次。具有健脾补肾、利尿消肿的功效。主治四肢浮肿、小便短少、体乏无力、腰酸腿软等症。

专·家·提·醒

1. 脾胃寒湿者慎食香菇。

2. 野生香菇与毒蕈容易混淆。毒蕈含毒蕈碱、毒蕈溶血素等，食之则引起中毒，严重者休克，甚至丧命。故采摘时务必严加鉴别，以免酿成后患。

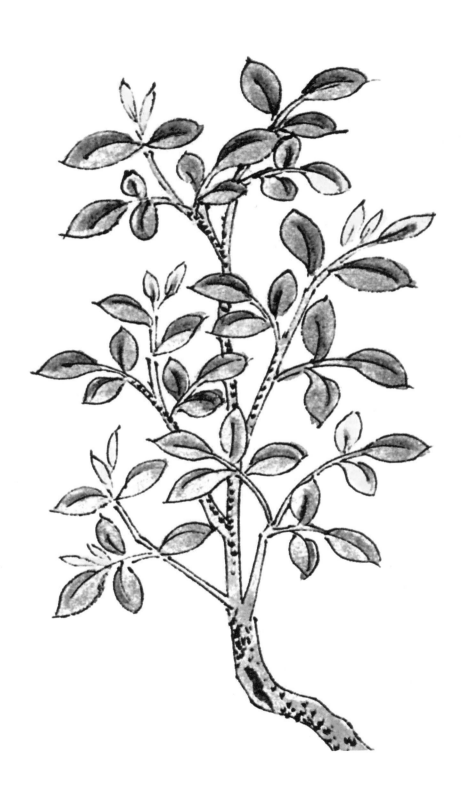

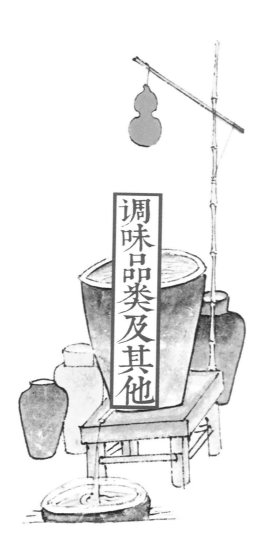

调味品类及其他

酱

——开胃和中

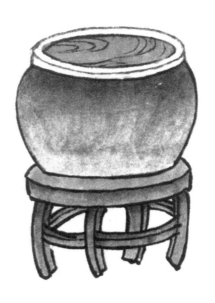

主要成分： 蛋白质、脂肪、糖类、硫胺素、核黄素、烟酸、甲酸、乙酸、乳酸、曲酸，以及钙、磷、铁等。

性味归经： 性寒，味咸，入胃、脾、肾经。

功效主治： 开胃和中，清热除烦，消暑解毒。主治食欲减退，并解鱼肉蔬菜腥气、蕈毒、药毒、火毒、虫毒。

用法用量： 化水、煎汤或调味服食，用量适量。

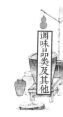

［药用验方］

豆酱汤： 豆瓣酱 30 ~ 60 克，加水煮沸服。具有开胃除烦的作用。适用于食欲减退、心烦口干等症。

酱蜜： 豆酱 60 克，蜂蜜 60 克。将豆酱与蜂蜜调匀备用。具有清热解毒止痛的功效。主治烫伤、火烧伤，用酱外敷伤处。

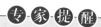

专·家·提·醒

酱能生痰动气，故不宜多食，以适量为宜。

植物油

——滋阴润燥

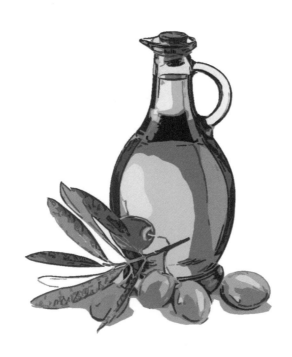

主要成分：不饱和脂肪酸、饱和脂肪酸、蛋白质、磷脂、维生素等。

性味归经：生用性平，熟用性温，其味甘。

功效主治：滋阴润燥。主治肺热燥咳、肌肤干燥、大便燥结等症。

用法用量：炒菜用，每日用 10 ~ 20 克。

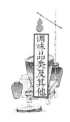

[成分功效]

豆油含大量油酸、亚油酸、亚麻酸等不饱和脂肪酸，含少量硬脂酸、棕榈酸等饱和脂肪酸。还含较多磷脂、豆固醇、维生素 E 等成分。菜油除含油酸、亚油酸、亚麻酸，还含较多蛋白质、芥子油苷、菜油固醇、菜子固醇。花生油除含油酸、亚油酸、硬脂酸、棕榈酸，还含花生酸、落花生油酸、月桂酸。麻油除含油酸、亚油酸、棕榈酸、花生酸、维生素 E、卵磷脂，还含芝麻素、芝麻林素、蛋白质及钙。植物油含大量不饱和脂肪酸，可促进胆固醇分解排泄，所含植物固醇可阻止胆固醇吸收，降低血胆固醇。

[性味功效]

豆油具有润肠驱虫解毒的功效，主治肠虫、肠道梗阻、大便秘结等症。菜油具有润燥缓下、行血破气、消肿散结的功效。主治血少津枯、产后血滞腹痛、血痢、痔疮。花生油具有补中润燥的功效，主治肺热燥咳、食少乏力、产妇少乳等症。麻油具有益气血、补肝肾、润燥、除虫、解毒的功效。主治筋骨无力、须发早白、肠燥便秘、虫积腹痛、溃疡、疥癣等症。

[药用验方]

麻油蜂蜜煎： 麻油 100 毫升，蜂蜜 500 毫升。将麻油蜂蜜同入锅内煎沸拌匀后分服，每次 20 毫升，每日 2 次。具有润肠通便的作用。适用于肠燥便秘。

甘草油： 生甘草 100 克，麻油 100 克，同入锅中，点火煎熬，沸后改小火，待甘草煎焦后，取出甘草油冷却装瓶备用。具有清热解毒、疗疮止痛的功效。外涂主治皮肤皲裂、疮疡疥癣等症。

葱煎麻油： 麻油煎葱趁热涂，治肿毒初起、疮疖、皮肤干燥。

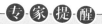

专·家·提·醒

油性滋腻，脾胃虚弱、大便溏薄、痰浊壅盛者不宜多食。

黄 酒

——活血通脉

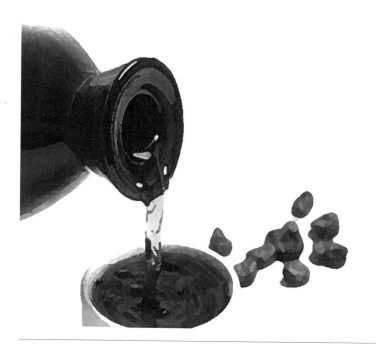

主要成分：乙醇、蛋白质、氨基酸、琥珀酸、糖类、维生素、
　　　　　无机盐、甘油、酯类、醛类等。

性味归经：性温，味甘、辛，入心、肝、肺、胃经。

功效主治：活血通脉，散寒止痛，消除疲劳，兴奋精神，
　　　　　驻颜悦色。主治风寒胸痹、筋脉挛急、心腹冷痛、
　　　　　劳累疲倦、脘腹冷痛等症。

用法用量：温开水送服，或和药同煎，或泡药酒，用量
　　　　　30 ～ 60 克。

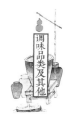

［成分功效］

黄酒含乙醇 15% ~ 20%。饮乙醇含量较低的酒（10% 左右）可使唾液、胃液分泌增加，促进胃肠消化和吸收。中等量的乙醇可扩张血管皮肤，导致皮肤发红而有温暖感，但不能持久，最终是使热量耗散。乙醇能使大脑抑制功能减弱而显示出较长时间的兴奋现象。但非蒸馏酒有不同程度的补益作用。

［药用验方］

阿胶黄酒膏：阿胶 500 克，黄酒 1500 克，冰糖 500 克，芝麻 500 克，胡桃肉 500 克。先将阿胶浸入黄酒内，待胶块散发成海绵状，隔水蒸成液体，趁热加冰糖，当糖与胶溶为一体时，投入炒熟的芝麻及敲碎的胡桃肉，制成黏稠膏滋，于冬季每日早晚分别取 2 匙，用开水化服。具有补气益肾、活血通脉的作用。适用于身体虚弱、体乏无力、腰腿酸软、关节疼痛等症。

瓜蒌薤白白酒汤：瓜蒌 12 克，薤白 9 克，用水适量煎汤取汁，加入白酒 30 ~ 60 毫升，分 2 ~ 3 次服用。具有通阳散结、行气祛痰的功效。主治胸痹、胸部隐痛，以及胸痛彻背、喘息咳唾、气短、舌苔白腻、脉沉弦或紧。现代用于冠心病心绞痛。

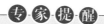

专·家·提·醒

　　1. 凡酒类都含有乙醇。乙醇有毒性，慢性乙醇中毒即嗜酒者可引起营养不良、慢性胃炎、肝　损害、中毒性精神病等。故饮酒不可过量，莫空腹饮用。

　　2. 有肝炎、肺结核、动脉硬化的患者及孕妇均应忌酒。

　　3. 阴虚、失血及湿热甚者禁服酒。

食 盐

——调味补中

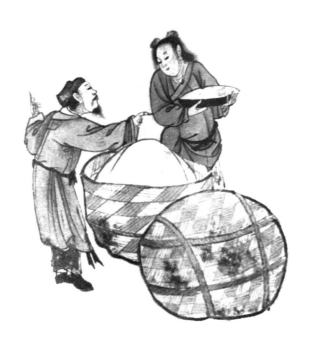

主要成分： 主要成分为氯化钠，常含有氯化镁、氯化钾、
氯化钡、碳酸镁、硫酸钙及碘质等。

性味归经： 性寒，味咸，入胃、肾、大小肠经。

功效主治： 调味和中，益肾润燥，清热凉血，化痰通络，
坚肌强骨，消肿解毒。主治体内缺盐、食少恶心、
痰食停脘、肾虚牙痛、痰迷心窍、金疮出血、
小便淋涩、大便秘结、毒虫咬伤。

用法用量： 内服，沸汤溶化，0.9 ~ 3克；作催吐用9 ~ 18
克；调味适量。

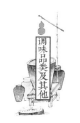

［成分功效］

盐的主要成分为氯化钠。因盐的来源不同，夹杂的物质也有所差异，常含有氯化镁、氯化钾、氯化钡、碳酸镁、硫酸钙及碘质等。盐是烹调菜肴不可缺少的调味品，不仅可增加食物咸味以促进食欲，而且正常人每天摄入 5 ~ 10 克盐为调节生理功能所必需。

［药用验方］

盐茶酸角汤：绿茶 6 克，酸角 15 克，加水适量，煎汤取汁，加盐 5 克、白糖适量，煎溶，待冷服用。具有生津补液的作用。适用于暑热天或高温环境，烦热大汗或脱水、口渴喜饮等症。

淡盐开水：食盐 3 克，加沸水 500 毫升溶化，早晨空腹时顿服。具有和中润燥的作用。适用于阴虚多火之人大便燥结不利。

涌吐汤：大盐（药用）10 克，瓜蒂 5 克，加水煮沸，热服。具有涌吐功效。主治宿食停胃、胸中痰癖、霍乱腹痛、吐泻不得及食物中毒等症。

·专·家·提·醒·

1. 食盐是日常生活中的一种重要的调味品，也是人体不可缺少的物质。人体缺少盐分（氯化钠）时，胃酸减少，食欲下降，体倦乏力。汗出过多，大量盐分丢失时，还会发生抽搐昏迷等症。但经常过量摄入食盐，就会增加心与肾脏的负担，可造成心悸、水肿及高血压症。因此，摄入食盐要适量，一般成人每日 3 克为宜。

2. 水肿、肾炎患者不宜食用食盐，高血压患者应控制盐的摄入量。

蜂 蜜
——糖中之王
附：蜂胶 蜂王浆

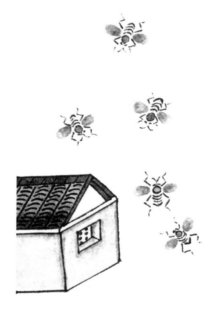

主要成分： 果糖、葡萄糖、蔗糖、麦芽糖、蛋白质、糊精、有机酸、氨基酸、淀粉酶、过氧化酶、酯酶、蜡、挥发油、维生素（A、B_2、B_6、C、D、K）、花粉、色素、钙、磷、铁、镁、锰、钾、铜、铬等。

性味归经： 性平，味甘，入脾、胃、肺、大肠经。

功效主治： 补中缓急，润燥止咳，滑肠通便，养脾除烦解毒。主治脾胃虚弱、倦怠食少、脘腹作痛、肺虚久咳及肺燥干咳咽干、肠燥便秘等症。

用法用量： 冲服或入丸剂、膏剂，15～30克。

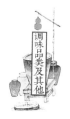

[成分功效]

蜂蜜因蜂种、蜜源、环境不同，而营养成分亦有差异。蜂蜜的主要成分是果糖和葡萄糖，两者约占 70%。蜂蜜的糖含量是牛奶的 17 倍，氨基酸的含量是牛肉、鸡肉的 4~6 倍。

蜂蜜有促进机体新陈代谢、增强抗病能力、改善心脑血液循环、增加血红蛋白含量、抑制和杀灭大肠杆菌、链球菌、痢疾杆菌的作用。蜂蜜还有营养心肌，改善心肌代谢过程，调节心脏功能并使其正常化的作用。有缓泻、增强体液免疫功能、解毒、抗肿瘤和滋补强壮及促进组织再生作用等。

[美味食单]

蜂蜜黄瓜：黄瓜 500 克，洗净去瓤，切条放入锅中，加水适量煮沸后去掉多余汁水，纳入蜂蜜 100 克，调匀煮沸即可。具有清热解毒的作用。适用于中暑发热、小儿夏季热等症。

蜂蜜鲜藕汁：取鲜藕 500 克，洗净，切片，压取汁液，按 1 杯鲜藕汁加蜂蜜 1 汤匙比例调匀服食，每日 2 ~ 3 次。具有清热生津的作用。适用于热病烦渴、中暑等症。

蜂蜜丝瓜饮：鲜丝瓜 500 克，洗净，切片，压取汁液，按 1 杯鲜汁加蜂蜜 1 汤匙比例调匀服食。每日 2 ~ 3 次。具有祛风化痰通络的作用。适用于咳嗽痰喘、百日咳等症。

蜂蜜双花茶：银花 20 克，菊花 20 克，洗净同放锅中加清水 800 毫升煮后取汁 250 毫升，加蜂蜜 50 克调匀，代茶饮服。具有清热解毒、祛风生津的作用。适用于暑热烦渴、心悸怔忡、头目眩晕、头痛目赤等症。

双仁蜜饯：甜杏仁 250 克，核桃仁 250 克，蜂蜜 500 克，白糖 100 克。将甜杏仁和核桃仁压碎，加清水 400 毫升，先用武火煮沸后转文火煎熬 1 小时。白糖放锅中，加清水适量，待糖黏稠时，加入蜂蜜拌匀，倒入双仁，煮沸即可，待冷装瓶。每服 3 克，每日 2 次。具有补益肺肾、止咳平喘的作用。适用于中老年人肺肾两虚、久咳、久喘等症。

蜂蜜萝卜膏：蜂蜜 100 克，萝卜 500 克切碎，加水适量煮沸后改文火炖成膏状，每次服 10 毫升，每日 3 次。具有补中养胃的作用。适用于胃炎、胃脘饱胀不适等症。

[药用验方]

蜂蜜芍药汤：蜂蜜 30 克，白芍 30 克，桂枝 10 克，甘草 10 克，加清水 600 毫升煎取 200 毫升，兑入蜂蜜 30 克，调匀服。具有缓急止痛的作用。适用于脘腹拘急疼痛等症。

百部蜂蜜膏：百部 60 克，北沙参 30 克，麦冬 15 克，生地 15 克，贝母 10 克，水煎二次取汁，浓缩至 100 毫升，加蜂蜜 60 克，小火煎沸成膏，待冷备用。每次 1 汤匙，沸水化服。具有润肺止咳的作用。适用于肺燥久咳、干咳等症。

养阴润肠汤：元参 20 克，生熟地各 15 克，火麻仁 30 克，牛奶 100 毫升。上药加清水 600 毫升煎取 100 毫升，兑入牛奶、蜂蜜调匀后早晚服。具有益气补虚、润肠通便的作用。适用于大肠干燥、便结难解等症。

蜂蜜解酒汤：蜂蜜 60 克，西红柿 200 克捣汁。将蜂蜜与西红柿汁混合调匀喝。具有醒酒止痛的作用。适用于大量饮酒后出现的头晕、头痛等症。

专·家·提·醒

1. 痰湿内盛、肠滑泄泻者忌服。
2. 实热痰滞、胸闷者不宜服蜂蜜。
3. 采自某些有毒植物（如雷公藤、昆明山海棠等）的花蜜酿制的蜂蜜有毒，选购蜂蜜时要注意。
4. 蜂蜜在夏季贮存时，应注意防高温，以免发酵变质。

蜂胶 蜂王浆

蜂胶：蜂胶是蜜蜂从植物新生枝芽上采来的一种胶质，是植物遗传精华物质与蜜蜂内分泌物的复杂化合物。目前研究表明，蜂胶中的基本成分是黄酮类物质，已经分离确认的黄酮类物质有 227 种。蜂胶还含有活性酶类、醇类、脂类、萜烯类物质以及多种维生素、氨基酸、微量元素等。临床发现，蜂胶对高血脂、高胆固醇、动脉粥样硬化有预防作用，有明显防止血管内胶原纤维增加和肝内胆固醇堆积的作用。蜂胶中所含的胰蛋白酶等多种活性酶和其他物质可以帮助恢复胰脏功能，同时蜂胶中所含的 B 族维生素又是胰脏制造胰岛素的原料。因此，糖尿病人正确食用蜂胶后，可以改善

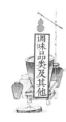

口渴、饥饿、尿频、全身乏力等症状。

蜂胶是一种既可以内服，又可以外用的天然产物。它既可以补身健体，又能却病疗疾，是全面增进人体健康的保健佳品。

蜂王浆：蜂王浆是蜜蜂科昆虫中华蜜蜂和意大利蜜蜂工蜂头部营养腺分泌的特殊营养液，是专门供给蜂王食用或喂养新蜂王幼虫的营养食品。蜂王浆中含有 90 余种活性酶和多肽，30 余种微量元素和 20 余种氨基酸及激素、糖类、脂类等成分，具有很高的营养价值。有人称蜂王浆是"天然营养极品"。

蜂王浆味甘酸涩性平。具有滋补强壮、益肝健脾、延缓衰老的功效。适用于老年体弱、久病体虚者。

应用蜂王浆要注意以下事项：①要将蜂王浆密封后低温保存。一般放入冰箱中保存。②低温水冲服。王浆中含有多种活性成分，受高温后易失去药理活性，故必须用低温开水冲服。③儿童及孕妇不宜服用蜂王浆。因蜂王浆中含有激素样物质，不适宜儿童及孕妇服用。特别是蜂王浆与人参配伍而成的滋补品，儿童服用过多易引起性早熟等疾病。孕妇服用过多蜂王浆也对胎儿的生长发育不利。④对蜂王浆过敏者禁用。蜂王浆含有激素、酶及异性蛋白质等物质，某些过敏性体质的人服用蜂王浆可出现过敏性反应。

大 蒜

——止痢杀虫

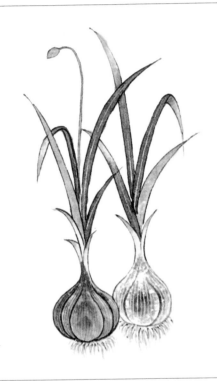

主要成分：蛋白质、脂肪、磷脂、糖分、胡萝卜素、维生素、
钙、磷、铁、硒、大蒜素、蒜辣素、丙烯硅醚
和配糖体等。

性味归经：性温，味辛，入脾、胃、肺经。

功效主治：温中健胃，消食理气，杀虫除湿，消积解毒。
主治饮食积滞、脘腹冷痛、水肿胀满、百日咳、
痢疾等症。

用法用量：煎汤用5～10克。生食、煨熟、煮粥或捣泥为
丸服皆可。

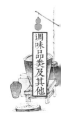

［成分功效］

大蒜含挥发油，油中主要成分为大蒜辣素，为一种植物杀菌素。大蒜辣素对脑膜炎双球菌、葡萄球菌、肺炎球菌、白喉杆菌、痢疾杆菌、大肠杆菌等多种病菌均有明显杀灭作用；大蒜提取液能显著抑杀肿瘤细胞、肉瘤细胞；常食大蒜能降低胆固醇、抗血小板凝结、降血压、降血糖，有效地防治冠心病、高血压、糖尿病及动脉硬化。大蒜苷能降低血压，大蒜油能降低甘油三脂、血清胆固醇的含量，有预防动脉粥样硬化的作用。

［药用验方］

大蒜西瓜瓤：大蒜头 60 ～ 90 克，西瓜 1 个（1500 ～ 2000 克）。先将西瓜挖一个三角形洞，将大蒜头去皮纳入西瓜内，再将瓜皮盖好，洞口向上，隔水蒸熟，吃蒜食瓜。最好一次吃完，也可一日内分次吃完。一般连服 5 ～ 7 天收效。具有健脾、利水、消肿的功效。主治急性或慢性肾炎水肿、营养性水肿、肝硬化腹水等症。

制大蒜（《食物中药与便方》）：将大蒜 500 克去皮醋浸 15 天即可食用，每次 10 克，嚼服，温水送下。具有温中消食的作用。适用于脘腹冷痛或少食胀满等症。

大蒜止痛汤：大蒜 20 克，陈皮 10 克，香附 10 克，生姜 10 克，水煎服。具有温中止痛的功效。主治饮食积滞、脘腹冷痛、喜热饮食等症。

专·家·提·醒

1. 大蒜刺激性强，不宜空腹吃，也不宜一次吃得过多。
2. 有溃疡病和慢性胃炎者不宜吃大蒜。
3. 阴虚火旺和肺胃有热者，以及有目疾、口齿、喉、舌疾者均应忌吃大蒜。
4. 腹泻者暂不宜吃大蒜，因大蒜中含蒜辣素会刺激肠壁，使肠黏膜更加充血、水肿，加剧腹泻。
5. 紫皮蒜强于白皮蒜，生吃胜于熟用。
6. 吃大蒜后口中有气味，可以嚼一点茶叶或用浓茶漱口即可。

牛 奶

——补虚生津
附：酸奶

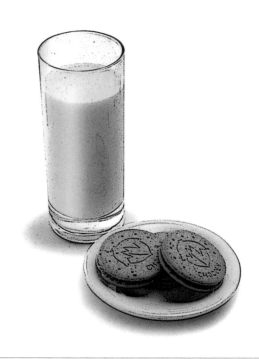

主要成分： 水分、蛋白质、脂肪、碳水化合物、灰分、钙、磷、铁、维生素 B_1、维生素 B_2、烟酸、抗坏血酸、维生素 A 等。

性味归经： 味甘，性微寒，入心、肺、胃经。

功效主治： 补虚养血，益肺养胃，生津润燥，解毒。主治虚弱劳损、肺热燥咳、劳嗽痰血、虚烦惊悸、失眠多梦、反胃噎嗝、血虚便秘、气虚下痢、消渴黄疸等症。

用法用量： 口服直接饮或温热饮，60～100 克。

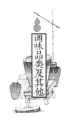

〔成分功效〕

牛乳每100克含水分87克,蛋白质3.1克,脂肪3.5克,碳水化合物6克,灰分0.7克,钙120毫克,磷90毫克,铁0.1毫克,维生素 B_1 0.04毫克,维生素 B_2 0.13毫克,烟酸0.2毫克,抗坏血酸1毫克,维生素 A 140u 等。牛初乳制剂有降血糖作用。从牛乳中分离出来的乳清酸有降血胆固醇作用。

〔美味食单〕

酸奶: 牛奶与乳酸菌发酵而成,每日喝100 ~ 200毫升。具有滋补消食的作用。适用于食欲不振、脘腹饱胀、大便稀溏等症。

〔药用验方〕

牛奶百花膏: 牛奶 100 克,炙百合 30 克,炙款冬花 30 克,蜂蜜 50 克。先用百合冬花水煎二次,取药液 150 毫升,兑入牛奶蜂蜜拌匀,每服 100 毫升,每日 3 次。具有益肺润燥的功效。主治肺虚久嗽、燥咳咯血、胸闷气短等症。

·专·家·提·醒·

牛奶性凉,风寒外感、脾虚寒泻者慎食。

酸 奶

酸奶为牛奶与乳酸菌加工而成。现代药理研究发现:酸奶能降低胆固醇。酸奶中含有丰富的钙,钙能使胆固醇下降。美国科学家发现,酸奶中嗜乳酸杆菌的某些菌属能在消化道吸收胆固醇,促进胆固醇代谢。酸奶中的乳基酸有抑制胆固醇生成的作用。当酸奶被食入到肠道时,乳酸杆菌在肠道内繁殖生长,抑制和杀死肠道里的腐败菌,减少由其他毒素引起的自身中毒现象。常喝酸奶可防止或抑制直肠癌的形成和发展,并可有效地预防乳腺癌的发生。

酸奶还可以增强消化腺分泌功能,促进食欲,增进消化,具有轻泻作用,可治疗便秘。酸奶尚可美容,能滋润皮肤,使皮肤细嫩,富有光泽。酸奶又作为代乳品,非常适合老年人和幼儿食用。营养学家把酸奶誉为"长寿食品"。

茶

——消食提神

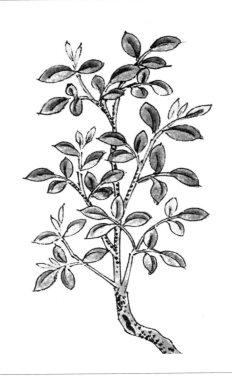

主要成分： 咖啡碱、可可豆碱、茶碱、黄嘌呤、胡萝卜素、
维生素、精氨酸、单宁酸、鞣质、挥发油、三
萜皂苷等。

性味归经： 性凉，味甘、苦，入胃、肾经。

功效主治： 清暑止渴，消食化痰，清热利尿，温中和胃。
主治风热上犯、头晕目昏、暑热烦渴、饮酒过度、
多睡好眠、神疲体倦、小便短赤或水肿尿少、
油腻食积、消化不良、湿热腹泻、痢疾等症。

用法用量： 泡茶或煎汤，或入丸、散剂，每次用 3 ~ 10 克。

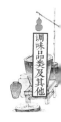

［成分功效］

茶叶中所含的茶碱和咖啡碱对中枢神经系统有强大的兴奋作用。绿茶提取物有明显的降压、抗动脉硬化、抗氧化作用等。茶叶尚具有利尿、降血脂、抗癌、抗病原微生物、抗炎和抗过敏作用等。茶叶的单宁酸可预防中风。

［美味食单］

菊花茶：菊花 10 克，茶叶 3 克，沸水浸泡，徐徐饮用。具有清热解毒的作用。适用于夏热所致的头目不清、精神疲倦、烦热、小便短赤等症。

茶叶乌梅汤：茶叶 10 克，乌梅 10 克，煎汤取汁。具有涩肠止泻的作用。适用于痢疾腹泻不止等症。

冷水茶：茶叶 10 克，生甘草 5 克，用 200 毫升冷开水浸泡，每次服 50 ~ 150 毫升，每日 3 次。具有生津止渴、健脾和中的作用。适用于糖尿病患者口干渴饮等症。

［药用验方］

清暑止渴汤：绿茶叶 10 克，鲜西瓜皮 60 克，鲜芦根 30 克，用清水煎二次，取 300 毫升，分三次温服。具有清热解暑、生津止渴的功效。主治头痛目昏、目赤作痛、心烦口渴、小便不利等症。

健脾消食汤：花茶末 15 克，神曲 15 克，鸡内金 10 克，白术 10 克，枳实 10 克，水煎服。具有健脾消食的功效。主治暴饮暴食、脘腹胀满、不思饮食等症。

海金沙散：海金沙 30 克，茶叶 15 克，车前草子各 15 克，共研细末。每次 6 ~ 9 克，用通草 10 克，灯心草 5 克，煎汤送服。具有清利下焦湿热的功效。主治热结小肠、小便不通、脐下满闷等症。

专·家·提·醒

1. 脾胃虚寒、失眠及习惯性便秘者慎喝茶。
2. 服人参、土茯苓、威灵仙及含铁药物者禁喝茶。
3. 喝茶过浓、过量易引起烦躁、兴奋、呕吐、失眠等"中毒"症状。
4. 茶虽然是理想的饮品，但茶叶含大量鞣酸，茶叶中的鞣酸与食物结合成不溶性沉淀物，使铁难以被吸收，故饭后不宜立即喝浓茶。
5. 不宜空腹饮茶，肾虚尿频失禁者勿服浓茶。
6. 婴儿及儿童忌饮茶。

胡 椒

——温胃止痛

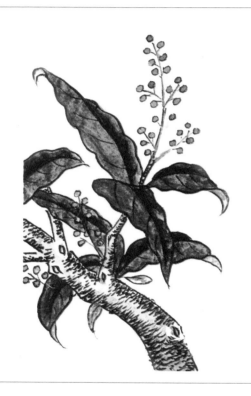

主要成分：胡椒碱、胡椒脂碱、胡椒新碱、挥发油。

性味归经：性热，味辛，入胃、大肠二经。

功效主治：温中下气，消痰燥湿，和胃止痛，利尿解毒。

主治寒痰食积、脘腹冷痛、食欲减退、反胃呕吐、寒湿泄泻、寒滑冷痢、妇女经痛、牙痛、冻伤等，并可解鱼、蟹、毒蕈引起的食物中毒。

用法用量：水煎服，每日用 1~3 克；研细末服每次 0.6 ～ 1.5 克，或浸酒用。

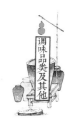

〔 成分功效 〕

胡椒所含挥发油主要为向日葵素、二氢葛缕醇、氧化石竹烯、隐品酮等成分。另含树脂、吡啶、脂肪油、淀粉、色素、蛋白质等成分。

实验表明，胡椒有升高血压、杀绦虫等作用。

〔 美味食单 〕

酸辣汤：胡椒粉 3 克，鸡蛋 1 个，西红柿 30 克，水发黑木耳 10 克切碎，白糖、食盐、鸡精适量。锅内加水煮沸，放入胡椒粉和切碎的西红柿、黑木耳煮 3 分钟，勾芡，加入白醋，调味即可食用。具有温中开胃的作用。适用于感受风寒、食欲不振等症。

〔 药用验方 〕

小胡椒丸：胡椒 15 克，干姜 15 克，冬花 15 克，共研细末，炼蜜为丸，每丸重 3 克，每次 1 丸，一日 2~3 次。具有温中散寒的功效。主治寒冷咳逆、胸中冷痛、咽有异物感等症。

治心下大痛：胡椒四十几粒，乳香 3 克，研匀，男用生姜，女用当归汤下（《寿域神方》）。具有活血止痛的功效。主治胃痛、腹痛等症。

治反胃及不欲饮食：制半夏、胡椒等分为细末，姜汁为丸，如梧子大。每服三丸，姜汤下（《百一选方》）。具有温胃降逆的功效。主治反胃呃逆、食欲不振等症。

治缺钙抽搐：白胡椒 20 粒，鸡蛋白 2 个。将上药焙黄研粉，分成 14 包，每日 1 包，开水冲服。具有补中止痉的功效。主治因缺钙引起的抽搐等症。

专·家·提·醒

1. 胡椒性热助火，阴虚火旺、阳热证者禁食。

2. 胡椒热燥，作用强烈，伤阴耗液助热，应用胡椒需要配伍其他中药，而且胡椒用量不宜过大，不宜久用。

3. 感冒发热、口苦口干者不可食胡椒。

4. 胡椒不宜多食，损肺。多食动人燥液，耗气伤阴，破血坠胎，发疮损目，故孕妇及阴虚内热皆忌之。

砂 糖

——润肺补中
附：红糖

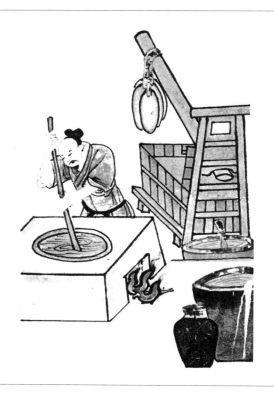

主要成分： 主要含蔗糖，还有蛋白质、多种氨基酸、维生素，以及钙、磷、铁。

性味归经： 性平，味甘，入脾、肺经。

功效主治： 润肺生津，补中缓急，养肝益脾，和胃止呕，清热泻火。主治肺燥咳嗽、舌干口渴、中脘虚痛、脾虚泄泻、胃气不和、饮酒过度、阴囊湿疹、疥疮、脚癣等症。

用法用量： 入汤用，10~15克；或入丸剂。

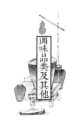

〔美食菜单〕

白糖乌梅汤：白糖 30 克，乌梅 30 克。以开水浸泡，待白糖溶化后代茶频饮。具有生津止渴的作用。适用于暑热汗多、津伤口渴等症。

〔药用验方〕

润燥补精丸：白糖、大枣（去核）、芝麻、何首乌、罗汉果各 100 克，捣研为丸，每日饭后含咽 6 克。具有润肺生津、补养肝血的功效。主治久咳喉干、皮肤干燥、眩晕耳鸣、须发早白等症。

·专·家·提·醒·

1. 高脂血症、糖尿病、高血压、肥胖人及痰湿者，均不宜多食白糖。
2. 湿重中满者慎食白糖。小儿勿多食白糖。

红 糖

红糖又名红砂糖、赤砂糖、紫砂糖、黑砂糖、黄糖。红糖为禾本科植物甘蔗的茎中液汁，经加工精制而成的赤色结晶体。红糖性味甘温，入肝、脾、胃经。具有补中缓急、活血散瘀的功效。主治脾胃虚弱、腹痛呕哕或妇女产后恶露不尽等症。用法：用开水、酒或药汁冲，10 ～ 15 克；煎汤服亦可。例如：生姜红糖汤：生姜 250 克，绞汁，用红糖 150 克，小火同煎至糖完全溶化。每次半汤匙，温开水送服。用于肺寒咳嗽、呕逆少食、肺胃不和等症。

醋

——开胃消食

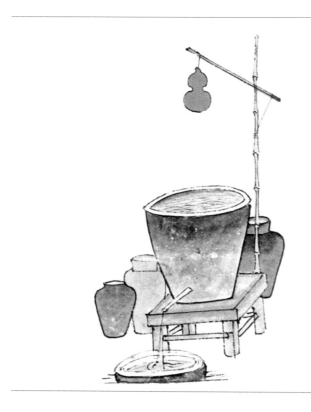

主要成分： 乙酸、高级醇类、3-羟基丁酮、二羟基丙酮、乙醛、甲醛、乙缩醛、琥珀酸、草酸及山梨糖等。

性味归经： 性温，味酸、苦，入胃、脾、肾经。

功效主治： 消食开胃，散瘀止血，杀虫解毒。主治油腻食积、消化不良、吐血、衄血、大便下血、产后血晕、腹痛、腹泻、痈疽、疮疖等症。

用法用量： 入汤用，10~15克；或入丸剂。

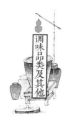

〔成分功效〕

实验证明,醋有杀虫作用,且对甲型链球菌、卡他球菌、肺炎链球菌、白色葡萄球菌、流感病毒等致病菌有很好的抑制和杀灭作用,并可促进人体免疫力提高。

〔美味食单〕

醋熘白菜: 白菜 500 克,海米 10 克,花生油 30 克,香油 10 克,花椒 2 克,干辣椒 3 克,料酒 10 克,盐 2 克,酱油 15 克,醋 20 克,白糖 30 克,味精 1 克,湿淀粉 25 克,鲜汤适量。制法:①将白菜剥去老帮、老叶,切去菜根和菜叶,用清水洗净控干水,切片,投入开水锅中焯烫断生捞出控水;海米用温水泡软;干辣椒去蒂、去子,洗净切小片。②锅架火上,放花生油烧至六七成热,先下入花椒炸出香味捞出,再下入辣椒片,炸出红油,然后将白菜片和海米投入锅中煸炒几下,随即烹入料酒和醋,加入酱油、白糖、盐、味精和少许鲜汤待汁开后,用湿淀粉勾芡,淋入香油,颠翻均匀,即可出锅。特点:质感脆嫩,酸香透甜,咸鲜微辣,清爽开胃。具有开胃消食的作用。适用于食欲不振、消化不良等症。

〔药用验方〕

苦酒煎: 鸡蛋 1 个,敲破一端,去蛋黄,留蛋清;醋适量,倒入蛋壳内,并放入半夏 6 克,置火上烤沸 3 ~ 5 分钟,除去半夏,趁热下蛋清,搅匀,少少含咽。具有清热解毒、散瘀止痛的作用。适用于咽喉肿痛或咽中伤、生疮不能语言、声音不出等症。

醋鳖丸: 鳖甲、诃子皮、干姜各等分,共研细末,醋糊为丸如梧桐子大。每服 30 丸,空心白汤下。具有活血化瘀的功效。主治癥瘕、肝脾肿大等症。

专·家·提·醒

1. 胃及十二指肠溃疡患者或胃酸过多者忌食醋。
2. 外感发热者忌食醋。
3. 食醋过多损齿伤胃。

图书在版编目（CIP）数据

名老中医李乾构亲授食疗秘方. 食物卷 / 李乾构编著. —北京：华夏出版社，2014.11

（原汁原味中医养生系列）

ISBN 978-7-5080-8253-0

Ⅰ.①名… Ⅱ.①李… Ⅲ.①食物疗法－验方－汇编－中国 Ⅳ.①R247.1

中国版本图书馆 CIP 数据核字（2014）第 242942 号

名老中医李乾构亲授食疗秘方·食物卷

编　　著　李乾构
策　　划　曾令真
责任编辑　梁学超　苑全玲

出版发行　华夏出版社
经　　销　新华书店
印　　刷　北京中科印刷有限公司
装　　订　三河市少明印务有限公司
版　　次　2014 年 11 月北京第 1 版
　　　　　2015 年 1 月北京第 1 次印刷
开　　本　787×1092　1/16 开
印　　张　14
字　　数　240 千字
定　　价　59.00 元

华夏出版社　地址：北京市东直门外香河园北里 4 号　邮编：100028
　　　　　　　网址：www.hxph.com.cn　电话：（010）64663331（转）
若发现本版图书有印装质量问题，请与我社营销中心联系调换。